Marie Françoise Gouraud
nov. 2004

DOCTEUR JOSEPH LÉVY

VOIES ALTERNATIVES DANS LE TRAITEMENT DU CANCER

Troisième édition
mise à jour et complétée

Équilibre

ÉDITIONS DU
ROCHER
Jean-Paul Bertrand

DU MÊME AUTEUR
aux Éditions du Rocher

Dictionnaire de la médecine écologique
La Révolution silencieuse de la médecine
Code de prévention en matière de santé

ISBN 2 268 02975 1

AVANT-PROPOS

Cet ouvrage poursuit un double objectif :

1. Analytique

Expliquer les raisons de l'échec de la cancérologie conventionnelle dans le traitement du cancer.

2. Didactique

Proposer des méthodes de traitement mises au point par des chercheurs talentueux mais peu connus, car ne faisant pas appel à des concepts à la mode ou en accord avec les objectifs économiques. Cela n'exclut pas les thérapeutiques conventionnelles, mais les relativise et, en en réduisant les doses, les rend mieux acceptables par l'organisme.

Ce livre se veut un outil de travail, aussi n'avons-nous pas hésité à répéter deux ou trois fois si nécessaire des notions essentielles afin d'éviter à l'utilisateur de fréquents retours en arrière.

Nous ne prétendons pas résoudre le problème du cancer à 100 %, mais nous avons la conviction qu'il le serait au moins à 80 % si les techniques préventives et curatives évoquées dans les pages qui vont suivre étaient mises en œuvre de manière usuelle.

Il ne faut cependant pas s'arrêter là, et nous comptons sur les médecins ouverts et créatifs pour poursuivre ce travail.

INTRODUCTION

La recherche sur le cancer a fait des progrès considérables, mais ceux-ci sont peu connus et peu utilisés. Ils ne demandent pourtant qu'à être mis en pratique.

Il n'est pas de maladie qui ait mobilisé autant d'énergie que le cancer ! Les capitaux engagés dans la lutte contre ce fléau peuvent être comparés à ceux de la conquête spatiale. Mais pour quel résultat ? faible, si l'on en croit les tenants de la science officielle. Dans une des revues considérées parmi les plus sérieuses au sein du monde médical, le *New England Journal of Medicine*, on peut en effet lire un article édifiant signé John C. Bailar et Elaine M. Smith de la *Harvard School of Public Health* : s'appuyant sur des données épidémiologiques officielles, les auteurs analysent les résultats de trente années de recherche dans le domaine du cancer. Voici leurs constatations. En vingt ans le chiffre global de la mortalité par cancer (compte tenu de la pyramide des âges) a augmenté de 25 %. Ils terminent leur article en ces termes : « La conclusion essentielle que nous tirons est la suivante : trente-cinq années d'efforts intenses, centrés essentiellement sur l'amélioration des traitements, doivent être considérées comme un échec patent. Les résultats n'ont pas été ceux qu'on espérait. Nous pensons qu'il serait très riche d'enseignements d'entreprendre une analyse objective et argumentée des raisons de cet échec. » (*New England Journal of Medicine* 314, 1226, 1986.)

Le numéro 284 de février 96 du mensuel *La Recherche* titrait : « Cancer, la science en échec », on pouvait également y lire : « Malgré l'énormité des moyens engagés depuis trente-cinq ans par les pays occidentaux, la lutte contre le cancer est un échec. »

Mes conclusions sont tout autres. J'ai la conviction que nous avons réalisé d'immenses progrès dans la compréhension et le traitement de cette maladie, et j'en ferai la démonstration tout au long de ce livre. Mais si l'on veut que ces progrès passent dans la pratique, il faudra bien que la science officielle fasse le saut qu'elle a refusé de faire jusqu'à présent, et qu'elle prenne en considération les travaux de tant de chercheurs, écartés des organismes subventionnés, pour avoir osé faire preuve d'originalité. Cette attitude n'est pas propre à notre époque, elle a toujours existé. Rappelons-nous l'histoire de Galilée qui faillit être excommunié pour avoir dit que la terre tourne, quant à Giordano Bruno, il dut subir le bûcher. De nos jours on ne les brûle plus, Dieu merci, mais on leur fait subir toutes sortes de tracasseries, que seule une détermination à toute épreuve peut vaincre. Ironie du sort, ceux qui sont combattus maintenant deviendront peut-être les idoles des générations de demain. Pasteur fut terriblement contesté en son temps, mais actuellement la grande majorité du corps médical ne jure que par lui. Ce qui fut considéré comme originalité et fantaisie hier, devient dogme intangible aujourd'hui, et ce qui est regardé avec curiosité et scepticisme aujourd'hui, deviendra vérité intangible demain. Triste sort que celui des chercheurs qui ne voient que rarement leurs idées acceptées de leur vivant, et ne sont reconnus qu'à titre posthume.

Analyser les raisons d'un tel refus n'est pas simple. Certaines d'entre elles ne sont pas spécifiques du milieu médical. Le conservatisme n'est pas non plus propre au monde politique. Nul mieux qu'Hubert Reeves ne l'a exprimé de manière plus concise dans son livre *Patience dans l'azur*, lorsqu'il affirme : « En science comme ailleurs, l'inertie intellectuelle, la mode, le poids des institutions et l'autoritarisme sont toujours à craindre. »

Les institutions ont souvent été un frein au développement de la connaissance. De nouvelles idées naissent, un groupe s'en empare et proclame ces idées « dogme intangible », une hiérarchie se forme, l'institution naît, des hommes d'armes sont appointés afin de protéger le temple du savoir, des sanctions sont prises à l'encontre de tous ceux qui contestent le dogme ou désirent aller au-delà. L'idée nouvelle perd d'ailleurs petit à petit sa signification originelle, qui s'altère au gré des diverses interprétations qui en sont faites. Églises, partis politiques, institutions universitaires, justice n'échappent pas à cette règle. La vérité ne peut s'accommoder de l'appropriation par un groupe qui la pétrifie et souhaite s'en servir plus que la servir.

Cette attitude explique en partie la stagnation observée depuis plus de trente ans en cancérologie. De nombreux chercheurs de talent ont été muselés, ou ont dû s'expatrier, poursuivis par ceux-là mêmes qui pourtant ne peuvent s'enorgueillir d'avoir fait progresser la discipline, loin de là. Trente années n'ont pas changé d'un iota leur point de vue et leur attitude face à la tumeur cancéreuse, qu'ils espèrent pouvoir vaincre avec pour armes privilégiées : la chimiothérapie, la radiothérapie et la chirurgie, en excluant les thérapeutiques de terrain mises au point par des chercheurs non conventionnels. Nous verrons combien cette attitude est erronée.

La deuxième raison du refus est d'ordre socio-économique. La médecine d'aujourd'hui n'est pas isolée, elle fait partie intégrante d'une infrastructure industrielle, au budget colossal, qui emploie un nombre considérable de personnes. L'industrie du cancer est une réalité avec laquelle il faut compter, une journée d'hôpital dans un centre anticancéreux revient parfois à plus de 4 000 €, le cancer fait travailler l'industrie chimique, la technologie des appareillages à haute résolution, la physique nucléaire. La bombe au cobalt, les cyclotrons et synchrotrons utilisés dans la destruction des tumeurs, les scanners, IRM et autres appareils de diagnostic ultrasophistiqués exigent des budgets extrêmement élevés. Toute nouvelle découverte qui entraînerait la mise au rebut de ce matériel, pourrait créer des remous susceptibles de déstabiliser ce complexe économico-industriel, et se répercuterait sur l'ensemble de la société. Chacun de nous en subirait les vagues, mais est-ce une raison pour refuser le progrès et accepter de continuer à voir mourir à petit feu, et dans d'atroces souffrances, des milliers d'êtres qui peuvent se recruter parmi nos proches. Devons-nous accepter d'être nous-mêmes un jour les victimes de cet état de faits ?

La troisième raison du refus résulte d'une interprétation erronée de la maladie cancéreuse. La confusion du cancer avec la tumeur n'est pas seulement une donnée qui se vérifie chaque jour, elle est sans alternative ! Dans l'esprit de nombreux cancérologues il ne saurait en être autrement. Ce point de départ contestable est certainement l'un des principaux facteurs expliquant la stérilité des recherches effectuées en cancérologie ces trente dernières années. Confondre le cancer avec la tumeur, c'est confondre la cause avec l'effet. Or la destruction de l'effet n'a jamais été capable de supprimer la cause. Pour prendre une comparaison, imaginons un pays où règne l'injustice : une classe dirigeante riche et sans scrupules en opprime une autre. De larges couches de la population sont prolétarisées, vivant dans des bidonvilles où règne la délinquance. Un tel déséquilibre engendre l'anarchie. Çà et là éclatent des mouvements de révolte, que le pouvoir écrase dans le sang. C'est la seule solution que le pouvoir a trouvé pour réduire à l'impuissance le peuple opprimé. Mais le meurtre de quelques mutins n'est pas apte à sauver la paix sociale. Seul le rétablissement de la justice pourrait y parvenir. Tôt ou tard le régime impopulaire sera renversé. Cet exemple semble nous éloigner de notre sujet et pourtant, en y regardant de près, l'analogie est grande. Confondant le cancer avec la tumeur, le cancérologue se contente le plus souvent de détruire cette dernière, sans se préoccuper de changer les conditions qui ont favorisé son éclosion. Ce faisant, il ne peut espérer une réussite complète.

Une tumeur cancéreuse ne pousse pas sur un terrain vierge, il lui faut un certain nombre de conditions favorables à son développement (condition de pH, potentiel d'oxydo-réduction, état du système immunitaire, taux de sodium, polarisation de la membrane cellulaire, etc.). Ces conditions étant maintenues, toutes les raisons d'une récidive demeurent. Cette attitude implique donc la poursuite de la radiothérapie ou de la chimiothérapie à vie. Mais ces thérapeutiques sont bien trop toxiques pour être poursuivies indéfiniment, sans l'aide d'un traitement de terrain visant à renforcer les défenses propres de l'organisme. On est dès lors assuré d'un échec.

L'organisme humain est doté d'une infrastructure extrêmement élaborée, qui lui permet de contrôler la croissance cellulaire. Il est bien connu aujourd'hui que de petites tumeurs cancéreuses naissent épisodiquement dans le corps de chacun d'entre nous, mais un organisme en bonne santé est capable de les contrôler et de les détruire. Sur 60 millions de Français, 59 500 000 n'ont pas de cancer, ils ne subissent pas de chimiothérapie ou de radiothérapie pour cela, mais leur mécanisme de contrôle fonctionne bien.

L'axe de notre recherche doit donc viser essentiellement un double objectif : 1. renforcer le système de contrôle ; 2. affaiblir la cellule cancéreuse. Ces moyens ont été largement explorés ces trente dernières années par de nombreux chercheurs qui ont été systématiquement écartés du pouvoir. Un bilan et une synthèse de ces travaux seront donc proposés ici.

MÉCANISME DE LA CANCÉROGENÈSE

Différentes théories ont été proposées pour expliquer la formation d'un cancer. Certaines de ces théories semblent n'avoir rien de commun les unes avec les autres. Est-ce à dire pour autant qu'elles sont contradictoires ? Rien de moins sûr. Différents chemins peuvent conduire au même but ! La cancérogenèse est certainement un phénomène fort complexe impliquant des mécanismes divers.

Je passerai en revue dans ce chapitre les théories qui ont attiré mon attention soit parce qu'elles reposent sur des arguments sérieux, soit parce qu'elles se fondent sur des bases expérimentales solides. Puis je tenterai une synthèse de ces différents mécanismes. Seuls les aspects essentiels seront présentés dans ce chapitre. Pour plus de détails, le lecteur est invité à consulter les compléments en fin de livre et la bibliographie.

La cancérogenèse selon Brewer

Le physico-chimiste américain Keith Brewer, de réputation mondiale pour ses travaux sur la séparation des isotopes [1], a consacré une partie de sa vie à la recherche sur le cancer. Cette recherche a exigé des années d'efforts, de nombreuses études expérimentales, et des investigations épidémiologiques sur des populations peu touchées par la maladie telles que les Hunzas ou les Indiens Hopi.

Selon Brewer, toute cellule mal alimentée en oxygène peut se transformer en cellule cancéreuse.

Dans les conditions normales, l'énergie de la cellule est fournie par la combustion du sucre en présence d'oxygène. Cette combustion entraîne la formation de gaz carbonique, qui s'échappe de la cellule et est transporté vers les poumons.

En l'absence d'oxygène un autre mécanisme entre en jeu : l'énergie de la cellule est fournie par la dégradation du glucose en acide lactique ; le milieu intracellulaire devient alors acide. Cette acidification induit des conséquences graves pour

1. Qui ont permis la construction de la première bombe atomique.

la cellule. Le processus sera décrit en détail dans les compléments en fin de livre. Qu'il nous suffise de dire qu'une acidification excessive modifie les chaînes d'ADN des chromosomes, faisant perdre à la cellule le contrôle de la multiplication cellulaire. Ainsi une tumeur peut se développer.

Ce processus peut être combattu en diminuant l'acidité du milieu intracellulaire. Cela peut être réalisé à l'aide du caesium ou du rubidium (voir chapitre thérapeutique).

Les Hunzas, une population du nord Pakistan, sont fort peu touchés par le cancer. Leur longévité est très supérieure à celle des Européens ou des populations avoisinantes. Outre le fait qu'ils sont végétariens, les Hunzas consomment une eau extrêmement riche en potassium et en caesium (ou césium), baptisée par eux « miel de la montagne ».

Les Indiens Hopi, de l'Arizona, consomment, en grande quantité, des feuilles d'une plante du désert, appelée *chamisa*, très riche en rubidium et en potassium. Ces Indiens sont également peu atteints par la maladie.

Des études effectuées chez la souris confirment l'efficacité du rubidium en tant que thérapeutique anticancéreuse. Une tumeur de 2 mm de diamètre fut implantée dans l'abdomen des souris. Après huit jours d'évolution, les souris furent séparées en deux lots, les unes reçurent du rubidium dans leur ration, les autres non. Après treize jours les tumeurs furent prélevées et pesées. Chez les animaux non traités, le poids des tumeurs était onze fois supérieur à celui des animaux traités. En outre, à la différence des souris traitées, l'état de santé de ces dernières était très altéré.

La théorie de René Jacquier

Cette théorie s'apparente par certains points à celle de Brewer, dans la mesure où elle attribue au défaut d'oxygénation de la cellule un rôle essentiel. Ces deux théories doivent beaucoup au chimiste allemand Warburg, prix Nobel de médecine qui, le premier, décrivit le processus de dégradation du glucose en anaérobie avec production d'acide lactique.

Selon René Jacquier, l'organisme se charge tout au long de la vie de résidus d'origines diverses. Ces déchets peuvent être d'origine endogène (métabolisme), d'autres proviennent de l'extérieur (virus, bactéries, parasites, produits chimiques). Enfin, quelques-uns sont déversés dans la circulation par suite de la destruction des cellules (brûlures, rayons X, etc.).

Certains de ces résidus sont insolubles. Leur accumulation peut entraîner la formation d'une pellicule imperméabilisant la cellule et empêchant la pénétration en son sein de certains biocatalyseurs indispensables (vitamines, hormones, enzymes), ainsi que de l'oxygène.

« Cette cellule devient elle-même autoproductrice de résidus contaminant l'environnement proche et plus lointain : c'est le cancer. La floculation locale de la dispersion colloïdale provoque le cancer en liaison avec une tension superficielle élevée. »

La théorie de René Jacquier a débouché sur la mise au point d'un test de terrain, basé sur l'observation d'une goutte de sang au microscope, et d'une thérapeutique « d'oxygénation biocatalytique » permettant une meilleure diffusion de l'oxygène dans la cellule. Ce traitement pourra être associé avec intérêt aux différents remèdes que nous examinerons au chapitre « Thérapeutique ».

La théorie de Popp

Fritz Popp est un physicien allemand reconnu pour ses travaux sur le rayonnement ultra ténu émis ou absorbé par les structures biologiques. Cette particularité, peu connue et peu étudiée par la biologie actuelle, est cependant d'importance primordiale comme le démontrent les travaux les plus en pointe.

Popp a émis l'hypothèse que les cellules vivantes sont douées d'un pouvoir photoréparateur, par le biais de l'émission d'un rayonnement ultraviolet de 400 nanomètres ou nm, appelée photoréactivation. Selon les termes mêmes de Popp, « on désigne par ce vocable, le phénomène expérimentalement établi par lequel les dégâts génétiques des cellules et des formations cellulaires, quelle que soit la manière dont ils ont été provoqués, se réparent pratiquement toujours en quelques heures dès qu'ils sont irradiés par un faible rayonnement ultraviolet d'une bande spectrale particulière (aux alentours de 400 nm de longueur d'onde) ».

Il est vraisemblable, selon Popp, que les tissus lésés émettent spontanément ce rayonnement, effectuant ainsi leur propre restauration. La cancérisation pourrait alors résulter d'un processus bloquant cette photoréparation.

Un argument de poids vient renforcer cette hypothèse : en effet le 3-4 benzopyrène est capable d'absorber ce rayonnement de 400 nm. Or ce dérivé du benzène présente justement un fort pouvoir cancérigène. Certes, ce mécanisme n'est peut-être pas le seul en cause dans la genèse du cancer, mais il permet d'expliquer de façon plausible certaines formes de cancérisation induites par des produits chimiques toxiques.

La théorie de Hamer

Geerd Hamer, médecin allemand, est l'auteur d'une thèse sur la carcinogenèse soutenue en 1981 à l'université de Tübingen.

Dénommée « Loi d'airain du cancer », elle se résume en les points suivants :

1. Aucun cancer, d'aucune sorte, et quelle que soit sa localisation, ne se déclenche si ne sont pas réunies les trois conditions suivantes :

– un conflit hautement dramatique

– conflit durable

– accompagné d'un état d'isolement qui ne permet pas de s'en ouvrir aux autres.

2. Ce conflit atteint une zone de l'encéphale variable selon sa nature. Celle-ci se trouve alors dans un état d'épreuve telle qu'elle donne des directives anarchiques aux cellules dépendant de cette zone du cerveau. Privées de commandes ordonnées, les cellules se mettent à proliférer en tous sens : c'est un cancer.

3. Si le conflit se complique de nouveaux conflits secondaires (par exemple, l'angoisse d'apprendre que l'on a un cancer), une nouvelle zone du cerveau peut être atteinte, et une nouvelle tumeur naîtra dans l'organe correspondant (ce qu'on appelait une « métastase »).

4. Dès que le conflit cesse, la zone du cerveau perturbée cesse de donner des ordres anarchiques. Les cellules cessent de proliférer anarchiquement. Ce cancer est stoppé.

5. Après l'arrêt du conflit, la zone du cerveau perturbée met un certain temps à récupérer. Pour guérir, elle attire à elle un supplément de liquide cérébral. Il y a un œdème de guérison. C'est cet œdème, visible au scanner, qui aurait permis à Hamer de localiser avec précision les zones touchées par chaque espèce de conflit, et les organes correspondants atteints à leur tour.

La théorie de Hamer donne une explication plausible de la carcinogenèse par stress, mais elle n'explique pas la carcinogenèse chimique. L'attitude un peu trop péremptoire de son auteur nous incite à une certaine réserve. La théorie mériterait cependant d'être examinée avec impartialité.

La théorie de Beljanski

Selon Monique et Mirko Beljanski, les doubles chaînes qui constituent l'ADN, sont reliées entre elles par des forces de liaison qui, dans les conditions normales, les maintiennent solidaires l'une de l'autre.

Sous l'effet de certains facteurs physicochimiques, ces forces de liaison sont diminuées, voire rompues. L'aptitude des cellules à s'autodupliquer est augmentée, et ce processus favorise le développement du cancer.

Toute substance capable de relâcher l'énergie de liaison entre les spires de la molécule d'ADN est considérée par ces auteurs comme cancérigène. L'« oncotest », qu'ils ont mis au point, est destiné à tester cette aptitude. Il aurait permis de suspecter le caractère cancérigène du distilbène, bien avant que celui-ci fût effectivement mis en évidence.

La théorie de Gaston Naessens

À l'aide d'un microscope perfectionné qu'il a mis au point, « le somatoscope », le biologiste

Gaston Naessens a pu observer la présence dans le sang de corpuscules de très petite dimension (moins de 0,1 µ), les somatides. Ceux-ci avaient déjà été vus par des chercheurs au siècle dernier (notamment Béchamp).

Le somatoscope n'implique pas de manipulations susceptibles d'altérer le matériel observé. Ainsi il permet de les étudier à l'état vivant.

Chez une personne saine, les somatides subissent un cycle de transformations court, consistant en la production de spores et de doubles spores. Au cours de ce cycle, elles sécrètent des substances appelées tréphones, desquelles dépend la multiplication cellulaire.

Dans les conditions normales, la présence de substances inhibitrices dans le sang permet d'arrêter le cycle et de limiter la production de tréphones.

Si, sous l'effet de stress ou de perturbations biologiques, la quantité d'inhibiteurs diminue, alors apparaît un cycle long de transformations, dans lequel la somatide prend successivement la forme de bactérie, de mycobactérie, d'asque puis de thalle. Celui-ci éclatera et libérera de nombreuses somatides.

En même temps il y a production excessive de tréphones, qui favorise la prolifération cellulaire et la cancérisation. Le système immunitaire entre alors en jeu pour éliminer les petits cancers. S'il est déficient, la tumeur atteint une masse critique et devient difficile à contrôler.

Cependant, selon Gaston Naessens, la tumeur a besoin de beaucoup d'azote pour survivre. Pour s'approvisionner, elle sécrète une substance appelée facteur « cocancérigène K » qui lui permet d'attirer les dérivés azotés, tout en paralysant le système immunitaire.

Afin de stopper la production du facteur cocancérigène K, Naessens s'est employé à synthétiser des composés susceptibles d'approvisionner en azote la cellule cancéreuse. Ainsi la sécrétion du facteur cocancérigène K devenant superflue, celui-ci n'est plus produit, et le système immunitaire est libéré de ce facteur qui le paralyse. Le 714 X est l'un de ces composés utilisés par Naessens pour combattre le cancer.

Autres théories

Le cancer est à l'évidence une maladie multifactorielle, ce qui se conçoit aisément lorsqu'on réalise à quel point sont subtils les mécanismes qui permettent une multiplication harmonieuse des cellules.

Certes, le mécanisme principal est de toute évidence une altération chromosomique. Toutefois il faut bien se garder de penser qu'une telle altération, survenant au niveau d'une cellule isolée, conduira nécessairement au cancer. Il est généralement admis que ce type d'altération se produit assez souvent, étant donné la multitude des facteurs physico-chimiques agressifs auxquels sont soumises les cellules. Heureusement, des soupapes de sécurité existent et s'opposent à la multiplication anarchique des cellules mutées.

Très probablement, c'est la défaillance de ces soupapes de sécurité qui fait le lit du cancer : celle-ci se produit sous l'influence de facteurs génétiques, mais surtout lorsque l'organisme est affaibli du fait de l'accumulation de facteurs environnementaux (stress, nourriture appauvrie, facteurs toxiques).

Dispersés de par le monde, et souvent s'ignorant les uns les autres, de nombreux chercheurs se sont attachés à mettre en évidence les facteurs favorisant la cancérogenèse. On doit à Hans Nieper le mérite d'avoir tenté une synthèse de ces travaux. Sans doute reste-il beaucoup à faire, mais la démarche de Nieper est importante, car elle représente une première tentative de lutte contre le cancer en faisant converger des armes diverses.

La cancérologie est une discipline qui s'apparente à la stratégie militaire. On ne peut espérer gagner une guerre avec une seule arme : il faut faire converger l'infanterie, l'artillerie, les blindés, la marine, l'aviation et le blocus. Chacune de ces armes est insuffisante à elle seule, et cependant chacune d'elles est nécessaire à la victoire finale. Les échecs en cancérologie alternative viennent le plus souvent du fait qu'une seule ou deux armes sont utilisées, alors qu'il faudrait les employer en association.

Les facteurs favorables à la cancérogenèse sont nombreux. Certains ont déjà été étudiés aux chapitres précédents. Par exemple, tout facteur s'opposant à la diffusion de l'oxygène dans la cellule peut favoriser le cancer, nous avons également vu le rôle joué par le pH intracellulaire, par l'inhibition de la photoréactivation, par le relâchement des liaisons entre les spires de l'ADN, par le stress…

D'autres facteurs entrent en jeu : ainsi on s'est aperçu que les cellules cancéreuses sont avides de sodium. Toute substance susceptible d'extraire le sodium des cellules présente donc une activité anticancéreuse potentielle. C'est le cas de la taurine ou de l'orotate de lithium.

On sait également que les cellules saines sont douées de certaines propriétés électrostatiques qui permettent à l'organisme de mieux contrôler la multiplication cellulaire. Ainsi les cellules normales du sein ont, de part et d'autre de leur membrane, une capacité électrostatique de 18 picofarads. Il arrive souvent que cette capacité chute et tombe à 8 ou 9 picofarads (cela a été observé dans les tumeurs du sein). Dans ces conditions, la probabilité de survenue d'un cancer est fortement augmentée. Toute substance capable de relever la capacité électrostatique, comme le squalène ou l'AEP calcique, est donc capable de s'opposer au développement du cancer.

La surproduction de radicaux libres est également un facteur de cancérisation. Espèce chimique très réactive et instable, apparaissant fréquemment dans de nombreuses réactions du métabolisme, les radicaux libres, lorsqu'ils sont produits en quantité raisonnable, sont utiles et jouent un rôle physiologique important. Lorsqu'ils sont produits en trop grande quantité, ils agressent les membranes cellulaires et le noyau, favorisant ainsi la cancérisation.

Ils ont une double origine :

– endogène : le métabolisme,

– exogène : la pollution industrielle, le tabac, les rayonnements ultraviolets du soleil, les rayons X utilisés en radiodiagnostic et radiothérapie, les rayons gamma de la radioactivité, la suroxygénation, etc.

Les antioxydants, tels les vitamines A, C et E, le sélénium, la superoxyde dismutase, etc. permettent de neutraliser les radicaux libres. Il va de soi qu'une alimentation très carencée en ces éléments sera un facteur favorisant la cancérogenèse.

Pour détruire les facteurs étrangers susceptibles de nuire au bon fonctionnement de l'organisme (microbes, antigènes), celui-ci est équipé d'une véritable armée constituée par les globules blancs. Au sein de ceux-ci, une catégorie est spécialement affectée à la lutte et à la destruction des cellules cancéreuses, il s'agit des *natural killers* (NK).

Les NK injectent dans les cellules malignes une substance toxique qui les tue : la tumostérone, qui dérive de la vitamine D_2.

Ainsi cette vitamine s'avère indispensable à la lutte anticancéreuse. Cette notion est, hélas, généralement ignorée de la cancérologie conventionnelle !

Pour se défendre contre les lymphocytes tueurs (NK et lymphocytes cytotoxiques), les cellules cancéreuses sécrètent une substance mucoïde dont elles s'entourent pour se protéger. Ainsi les lymphocytes sont réduits à l'impuissance. Il est donc indispensable de détruire cet écran de mucus. Ce rôle est habituellement réservé à une vitamine naturelle, le bêta carotène, dont la molécule possède des charges électriques libres capables de disperser l'écran de mucus. (Il est également possible de dissoudre l'écran de mucus en faisant appel aux propriétés enzymatiques de substances naturelles, telle la bromélaïne extraite de l'ananas.)

À l'inverse, la caséine du lait est susceptible de renforcer cette couche mucoïde. C'est pourquoi les laitages sont peu recommandés en cas de cancer.

Un autre aspect de la cancérogenèse est généralement ignoré : il s'agit du rôle joué par les substances chélatrices présentes dans l'alimentation. Les chélateurs sont des grosses molécules capables de capturer et d'emprisonner certains éléments jouant un rôle important dans l'immunité anticancéreuse. Le magnésium, le sélénium, le zinc et le manganèse font partie de ces substances utiles. Lorsqu'ils sont chélatés, l'organisme est très diminué dans ses capacités de défense.

Parmi les chélateurs, on trouve des pesticides utilisés en agriculture, de nombreux colorants et conservateurs utilisés dans l'alimentation, des médicaments, vaccins... Bien que ne présentant souvent pas une action cancérigène directe, ils n'en jouent pas moins un grand rôle en privant l'organisme de moyens de défense essentiels. Si l'on ajoute à cela le fait que les engrais chimiques ne contiennent que de faibles quantités de sélénium, de magnésium ou de zinc, et que la vie moderne avec ses stress répetés entraîne des déperditions importantes en ces éléments essentiels, on comprendra à quel point le mode de vie contemporain (associant des technologies agro-alimentaires discutables à des tensions sociales et familiales génératrices de stress) peut s'avérer propice au cancer.

LE DIAGNOSTIC

L'étape du diagnostic est certainement l'une des plus essentielles en cancérologie, car de sa précocité dépendra l'efficacité du traitement. Certes, à tous les stades, les possibilités de stabilisation, voire de guérison, existent, mais il est clair que plus le diagnostic est fait tôt, plus les chances d'une guérison rapide avec des moyens limités seront élevées.

L'un des drames de la cancérologie conventionnelle, c'est que, ignorant la notion de terrain et les observations au niveau sanguin qu'elle implique, elle ne compte pour établir le diagnostic que sur l'imagerie médicale et la biopsie. Or l'on sait que, sauf exceptions, une tumeur met 7 à 8 ans avant d'atteindre la dimension de 1 cm, taille en dessous de laquelle elle est rarement mise en évidence.

Or 1 cm, cela représente 1 milliard de cellules, le cancer a déjà fait son chemin, et des métastases sont peut-être déjà en train de se développer. Certes la cause est loin d'être perdue, mais elle demandera des moyens plus radicaux et poursuivis plus longtemps que si le diagnostic avait été fait aux tout premiers stades.

Le diagnostic précoce

Il existe pourtant des méthodes de diagnostic précoce ignorées de la médecine conventionnelle qui, sans présenter une fiabilité de 100 %, n'en sont pas moins des éléments de diagnostic utiles et susceptibles d'orienter le thérapeute vers la mise en œuvre de moyens efficaces destinés à arrêter le processus.

Certains de ces tests ont fait l'objet d'études statistiques à grande échelle qui permettent de conclure à une exactitude, sinon totale, du moins comparable à de nombreux examens complémentaires effectués en médecine conventionnelle.

La morphocristallographie

Il s'agit d'une technique consistant à mettre en présence le sérum du patient avec une solution de chlorure de cuivre. Il se forme des images de cristallisation dont l'aspect, la forme, la localisation permettent une vue d'ensemble de l'état de santé du patient. Certaines images sont caractéristiques d'un terrain précancéreux ou d'un cancer confirmé. Ainsi est-il possible, à l'aide de cette technique, de reconnaître les tout premiers stades d'un processus tumoral évolutif.

Dans les stades II, III, il n'y a pas de tumeur objectivable, mais une évolution lente du terrain vers le stade tumoral. Tout semble indiquer que la tumeur commence son expansion au stade III BL (III *Border line*), confirme celle-ci au stade III-IV pour atteindre son plein développement au stade IV.

L'intérêt principal de la méthode, c'est d'éviter le passage du stade III BL au stade IV, par des mesures diététiques et un traitement de terrain relativement léger. Son avantage pour le patient est évident. En outre, si la méthode était pratiquée plus couramment, l'économie recevrait une bouffée d'oxygène, car on éviterait des traitements de chimiothérapie en milieu hospitalier, coûtant jusqu'à 25 000 francs par jour, ruineux pour la société.

Le test métabolique sanguin

Ce test à été proposé pour la première fois par l'ingénieur chimiste René Jacquier et a été perfectionné par les Drs Heitan et Lagarde.

Selon René Jacquier, l'accumulation tout au long de la vie de déchets insolubles dans le sang peut entraîner la formation d'une pellicule imperméabilisant la cellule et empêchant la diffusion de l'oxygène et de certains catalyseurs (vitamines, hormones, enzymes). La floculation de ces déchets donne alors au sang un aspect caractéristique que l'on peut observer au microscope.

L'aspect du sang évolue en trois stades :

– stade I. Les résidus d'origines très diverses sont dispersés à l'état de grains (comme la matière grasse dans l'eau du lait) ;

– stade II. Les grains de résidus commencent à s'agglomérer, c'est la floculation ;

– stade III. La membrane des cellules sanguines est modifiée par le dépôt des grains. Elle empêche ainsi une alimentation correcte de la cellule en oxygène et autres aliments. C'est le cancer, qui se produit par sous-oxygénation des déchets résiduels cancérisant l'environnement. Le sang du malade perd son caractère harmonieux et prend un aspect anarchique.

L'hémotest de Mattei

Ce test, mis au point par le docteur Ange Mattei, étudie la réponse des globules rouges à différents venins (venin de cobra, de couleuvre, d'abeille). L'hémolyse provoquée par ces venins est fonction du terrain du sujet (terrain tuberculinique, cancérinique ou arthritique). L'hémotest a fait l'objet de plusieurs thèses de doctorat. Il permet notamment d'établir un diagnostic de prédisposition au cancer bien avant l'apparition de la tumeur :

– stade H0 : simple prédisposition ;
– stade H 1 : précancer.

Sans renseignements cliniques, Capet a obtenu 93 % de résultats exacts au centre anticancéreux de Bordeaux, résultats publiés dans sa thèse *Contribution au diagnostic sérologique de néoplasmes évolutifs*, Bordeaux 1951.

Le bioélectronique de Vincent

L'ingénieur Louis Claude Vincent, au terme d'une étude ayant demandé plusieurs années de recherche, a démontré que le terrain cancérinique se traduit par des changements quantitatifs de certains paramètres du plasma : le pH, la résistivité et le potentiel d'oxydo-réduction. Le pH d'une solution traduit son degré d'acidité ou d'alcalinité. Il varie entre 0 et 14. Au-dessous de 7, il s'agit d'une solution acide et au-dessus de 7, il s'agit d'une solution alcaline. Le pH normal du plasma varie très peu autour d'une valeur moyenne égale à 7,3 ou 7,4.

Le rH_2 est un paramètre qui permet de juger du degré d'oxydation ou de réduction d'une solution.

Il varie entre 0 et 42. Au-dessous de 28, il s'agit d'une solution réduite, au-dessus de 28, il s'agit d'une solution oxydée.

Louis Claude Vincent a montré que lorsque le plasma est alcalin et oxydé les risques de cancer sont accrus.

Bien que ne jouissant pas d'une fiabilité à 100 % ces tests ont fait l'objet de suffisamment d'études pour mériter notre confiance.

En particulier, lorsque 2 ou 3 de ces tests montrent des anomalies, la présomption de cancer acquiert une forte probabilité. Elle devrait nous inciter à proposer au patient un ensemble de mesures destinées à modifier le terrain comprenant des conseils diététiques, la prise d'antioxydants et une chimiothérapie non toxique à faible dose, telle que la méthode de Gernez (voir plus loin). Un recontrôle des tests pourrait être effectué après 2 et 4 mois, afin de juger si les mesures prises ont été suffisantes, et de les intensifier si nécessaire. On éviterait ainsi, dans la grande majorité des cas, l'évolution vers un cancer confirmé.

Outre ces quatre tests, il en existe de nombreux autres moins connus, mais qui méritent d'attirer notre attention. Il serait souhaitable qu'ils fassent l'objet d'études statistiques afin d'en évaluer la fiabilité.

Le test de Sklenar

Il consiste à observer les globules rouges après coloration. Selon Rudolf Sklenar, bien avant l'apparition d'une tumeur cancéreuse on observe dans le sang la présence de spores et une légère déformation des hématies. Au stade II apparaissent des formes épineuses. Au stade III les formes épineuses se multiplient et apparaît une vésiculisation. Au stade IV, les hématies sont comme rongées de l'intérieur.

Sklenar pense que ces altérations, ainsi que les spores observées sont dues à la présence d'un parasite, le *Siphonospora polymorpha*, qui jouerait un grand rôle dans la genèse du cancer. Les photographies de ces altérations, prises par Sklenar, sont très parlantes et mériteraient des études ultérieures, afin d'en vérifier la signification exacte.

Le test de Pinel

Le mathématicien et biologiste français, Émile Pinel, a mis au point un test de terrain basé sur l'aspect des globules blancs : ces derniers subissent des altérations spécifiques de certaines maladies, observables par la méthode de May Grünwald Giemsa. En cas de terrain cancérinique on observe des granulations pourpres du cytoplasme des lymphocytes, qui fragmentent le noyau, leur donnant l'aspect de jeunes polynucléaires.

Le test de Gaston Naessens (test FCK)

Ce test consiste à mettre le sérum du patient en présence du facteur cocancérigène K (FCK) que nous avons déjà évoqué dans un précédent chapitre. En cas de floculation, on peut suspecter une maladie dégénérative. Un test différentiel pourrait permettre de déterminer s'il s'agit de cancer ou d'une autre maladie dégénérative. Nous ne savons pas aujourd'hui si ce test est encore à l'étude ou s'il est déjà opérationnel.

Le test aux algues

Mis au point par le Dr Doetsch et perfectionné par les biologistes Bonninghoff et Möller, de l'université de Heidelberg, ce test étudie la résistance d'une collectivité d'algues (*Euglena gracilis*) en présence de sérum du patient. En cas de cancer, les algues se déforment (prenant une forme arrondie) et meurent. On se contente de compter le nombre d'algues tuées après 8 heures de contact.

Ce test a été utilisé en France pendant plusieurs mois mais il ne donna pas entière satisfaction. Probablement la méthodologie des utilisateurs n'était-elle pas complètement maîtrisée. Il serait cependant dommage d'en abandonner complètement l'étude.

Le test de Beljanski

Il consiste à mesurer l'écartement des spires d'ADN. Selon les auteurs, plus les spires de l'ADN sont écartées, plus le risque de cancer est grand. La méthode permet également de tester l'effet de différents cancérogènes ainsi que des traitements anticancéreux.

Citons encore la *spectrographie Kirlian*, intéressante mais d'interprétation difficile.

Les différentes méthodes, que nous venons de présenter, mériteraient d'être mises en œuvre chaque fois qu'un cancer est suspecté du fait d'une altération de l'état général, ou chaque fois que les antécédents du patient ou son mode de vie s'avèrent favorables au développement d'une tumeur cancéreuse.

Ainsi il faut prendre en compte l'âge du patient, son alimentation, l'exposition à des facteurs toxiques (tabagisme, radioactivité, manipulation de produits chimiques, séjour prolongé dans des zones où l'atmosphère est polluée ou dans un environnement géopathogène, etc.).

Les tests de terrain, pratiqués systématiquement chez ces sujets, permettraient de prévoir et de traiter avec de grandes chances de succès.

Le diagnostic conventionnel

Les tests conventionnels ne permettent pas en général un diagnostic précoce. Toutefois dans les cas où les tests de terrain s'avèrent positifs, une recherche à l'aide de ces moyens apportera des renseignements complémentaires. Utilisés avec discernement, ils deviennent alors nécessaires, lorsque la tumeur dépasse quelques millimètres, pour la localiser, en évaluer la dimension et l'évolutivité, déceler la présence de métastases, etc.

Ces moyens comprennent : l'échographie, le scanner, la résonance magnétique nucléaire (IRM ou RMN), la mammographie, la scintigraphie, etc.

Certains de ces examens impliquent une exposition aux rayons X ou gamma. C'est pourquoi il faudra juger de leur opportunité.

Les marqueurs tumoraux présentent également un intérêt dans certaines tumeurs :

– antigène carcino-embryonnaire (ACE) dans le cancer du côlon et de la thyroïde et dans les métastases du cancer du sein (N < 5 ng/ml) ;

– alpha foeto protéine (AFP) dans le cancer primitif du foie et du testicule (N < 20 ng/ml) ;

– CA 15-3 dans le cancer du sein (N < 30 U/ml) ;

– CA 19-9 dans le cancer du pancréas et les cancers digestifs (N < 30 U/ml) ;

– CA 125 dans le cancer de l'ovaire de type séreux (N < 25 U/ml) ;

– PSA dans le cancer de la prostate (N < 4 ng/ml) ;

– phosphatases acides protastiques (PAP) dans les métastases du cancer de la prostate (N < 2,5 ng/ml) ;

– thyroglobuline dans le cancer de la thyroïde de type papillaire ou folliculaire (N < 10 ng/ml) ;

– calcitonine dans le cancer de la thyroïde de type médullaire (N < 100 pg/ml) ;

– bêta 2 microglobuline dans le lymphome, les leucémies lymphoïdes, le mélanome et la maladie de Hodgkin ;

– neuron specific enolase (NSE) dans le cancer bronchique à petites cellules et dans le neuroblastome (N < 12 ng/ml) ;

– bêta HCG dans le séminome et le choriocarcinome (N < 8 m UI/ml) ;

– SCC dans les cancers épidermoïdes (N < 2,5 ng/ml).

D'autres sont moins connus et moins utilisés probablement parce que moins fiables (CA 50 Pancréas, N < 25, CA 72-4 estomac n < 3,5, TPA vessie).

La malignolipine serait en revanche un bon marqueur mais peu utilisé.

Sauf exceptions, les marqueurs seront plus utiles pour le suivi que pour le diagnostic précoce, car leur taux est fonction du volume tumoral.

L'intérêt de la biopsie se discute car elle est suspectée de disséminer des cellules malignes. Il faudra la faire avec beaucoup de précautions, et uniquement lorsque le diagnostic est incertain.

Le suivi d'un cancer confirmé

Une fois le diagnostic établi et la thérapeutique mise en œuvre, il s'avère indispensable de suivre l'évolution par des examens répétés à intervalles rapprochés (en moyenne tous les deux ou trois mois, mais plus que cela dans les tumeurs agressives). Ainsi, il est possible de suivre l'évolution et de modifier ou d'intensifier la thérapeutique chaque fois que cela s'avérera nécessaire.

La cancérologie conventionnelle laisse souvent les patients plus de 6 mois sans surveillance. Cela est, hélas, cause d'échecs.

Le suivi utilisera l'ensemble des méthodes que

nous avons présentées. Toutefois il en existe une que nous n'avons pas encore mentionnée et qui, à notre avis, dépasse toutes les autres par sa finesse et sa fiabilité. Il s'agit des tests de Vernes et Augusti. Ces tests ont été mis au point par de nombreux chercheurs, mais ils ont été rassemblés en un tout cohérent et perfectionnés par Arthur Vernes et Yves Augusti. Ils permettent de suivre l'évolution de nombreux cancers et de tester l'effet des thérapeutiques. Le Dr Augusti a édité une brochure permettant de se former à la pratique de ces tests. Il organise également des séminaires une ou deux fois par an. Une étude exhaustive de ceux-ci dépasserait le cadre de cet ouvrage. C'est pourquoi nous nous contenterons de les mentionner en bas de page [1].

Les autres tests importants sont l'indice de Klevay, rapport du cuivre et du zinc dans le sang total. $\frac{Cu}{Zn}$ doit être compris entre 0,135 et 0,192, il s'élève en cas de cancer. Il représente un bon indice d'évolutivité. Un retour à la normale est généralement un élément de bon pronostic.

1. Il s'agit des mucopolysaccharides, de l'acétate de cuivre acidifié, de la fiche réticulo-endothéliale différentielle, du rapport fer/cuivre, de l'indice des euglobulines, du coefficient immunitaire, de l'orosomucoïde, du coefficient KI., etc. Les test de Vernes permettent de suivre l'évolution de la thérapeutique des cancers, à l'exception d'un faible pourcentage constitué par les tumeurs histocompatibles.

Le dosage de la cholinestérase est également un bon test de résistance au cancer. Sa valeur normale se situe autour de 7500 unités. Lorsqu'elle atteint 8500 ou 9000 unités, le pronostic est généralement bon et l'on peut espérer une stabilisation, voire une guérison.

La ferritinémie s'élève au-delà de 300 unités et peut atteindre des valeurs très élevées dans les cancers évolutifs. À l'inverse, l'urée, le cholestérol et les triglycérides ont tendance à s'abaisser.

La malignolipine étudiée par Kosaki est également un bon marqueur, il est, hélas, tombé dans l'oubli.

Certes on fera également usage des marqueurs reconnus officiellement, et de tous les moyens techniques pouvant s'avérer nécessaires, à condition de les utiliser avec discernement. Les radiographies sont certainement utiles, mais leur répétition trop fréquente risquerait d'aggraver l'état du patient, du fait d'une exposition excessive aux rayons X.

LA PRÉVENTION

Elle comprend :

– la prévention proprement dite ; il s'agit ici de l'ensemble des mesures à prendre pour éviter la survenue d'un cancer ;

– la prévention de gravité ; elle consiste à mettre en œuvre des mesures visant à éviter l'évolution d'un terrain cancérinique ou d'un processus cancéreux à son début, vers un cancer confirmé. Elle est, généralement mais non toujours, proposée lorsque des méthodes de diagnostic précoce signalent l'existence d'un terrain cancérinique ou d'un cancer au stade initial.

La prévention de gravité est d'une grande importance. Il serait souhaitable de la généraliser car elle permettrait un pourcentage de guérison bien plus élevé qu'avec les méthodes actuelles, et cela avec beaucoup moins de souffrances et à moindres frais.

Mais cela demandera un changement complet de conception et d'attitude de la part des médecins appelés à soigner des patients atteints de cancer.

La médecine conventionnelle se préoccupe fort peu de prévention et, lorsqu'elle le fait, elle se contente de préconiser certains examens tels la mammographie ou l'hémocult (recherche de sang dans les selles). Il se s'agit pas réellement de prévention puisque le but de l'opération est de déceler un cancer à un stade relativement précoce. En réalité, nous savons bien que l'imagerie médicale n'est pas apte à déceler des tumeurs au stade initial. Le mieux qu'elle peut faire, c'est de mettre en évidence des formations d'un demi-centimètre à un centimètre de diamètre, ce qui représente en général au moins 7 à 8 ans d'évolution.

Par prévention, nous entendons un ensemble de mesures destinées à maintenir le corps en bonne santé. Tel devrait être l'objectif le plus haut visé par la médecine.

La prévention proprement dite

Pour maintenir le corps en bonne santé, il faut d'une part lui fournir tous les éléments dont il a besoin pour bien fonctionner, d'autre part éviter de le soumettre à des facteurs toxiques provenant de l'alimentation, de l'eau, de l'air, de la géobiologie, des émissions radiatives liées à la technologie.

L'alimentation

Pour bien comprendre les qualités que doit présenter l'alimentation afin de prévenir une multiplication anarchique des cellules, il nous suffit de rappeler les facteurs favorisant le processus.

• Un pH intracellulaire trop acide peut agresser le matériel génétique et entraîner ainsi une perte de contrôle de la multiplication cellulaire. Il faudra donc éviter de consommer en excès des aliments acidifiants [1].

L'oxygène joue un rôle essentiel pour maintenir un pH intracellulaire alcalin. Si l'oxygène diffuse mal dans la cellule car les membranes cellulaires sont encombrées de produits toxiques, le pH intracellulaire tendra vers l'acidité (en même temps que le plasma tendra vers l'alcalinité). Il faut donc éviter de surcharger l'organisme de pro-

1. Sont considérés comme acidifiants de nombreux résidus du métabolisme et de l'alimentation qui se collent sur la membrane cellulaire et empêchent la diffusion de l'oxygène. De nombreux additifs alimentaires sont suspects. La viande carbonisée, les produits fumés sont également à proscrire.

duits chimiques susceptibles d'encombrer la membrane cellulaire.

Les pesticides, les additifs alimentaires, les médicaments, les polluants atmosphériques sont soupçonnés de jouer ce rôle. Il faudra les éviter en consommant une alimentation aussi naturelle que possible (alimentation biologique). Selon l'ingénieur René Jacquier, certains agents « mouillants », comme la lécithine ou le lauryl sulfate, maintiennent en suspension de nombreux produits toxiques, et les empêchent de se coller à la membrane cellulaire, d'où l'intérêt de consommer des aliments riches en agents mouillants, tel le soja non modifié génétiquement, bien pourvu en lécithine.

Enfin, il est recommandé de consommer des aliments riches en caesium ou en rubidium, capables de neutraliser les ions H^+ du milieu intracellulaire, responsables de l'excès d'acidité. Les abricots [1] sont particulièrement riches en rubidium. Il faut également pourvoir l'organisme en magnésium et en calcium car ces éléments sont responsables du transport de l'oxygène dans la

1. Il est important de noter que, en dépit de leur pH acide, les abricots alcalinisent le milieu intracellulaire. Cela résulte de leur richesse en rubidium qui pénètre aisément dans la cellule. Ce phénomène paradoxal est souvent observé en biologie.

cellule. Le magnésium est abondant dans les fruits secs, le soja, les légumineuses, le maïs de culture biologique. Le calcium est abondant dans la poudre d'os, le fromage, les légumes secs et fruits secs. (Toutefois il faudra éviter de consommer du fromage en excès pour les raisons que nous allons indiquer.)

• Les cellules cancéreuses sont très avides de sodium. Privées de cet élément, elles ne peuvent prospérer. Il faudra donc éviter de consommer une alimentation trop salée.

La taurine est un acide aminé soufré, abondant dans le poisson de mer, qui aide l'organisme à se débarrasser de l'excès de sodium. C'est pourquoi le poisson de mer, consommé avec modération, joue un rôle utile dans la prévention du cancer.

• L'un des facteurs soupçonnés de favoriser fortement la genèse du cancer est la présence en excès de substances oxydantes dans l'organisme telles que les peroxydes. Partant de cette constatation, certains auteurs se montrent opposés à toute cure d'oxygénation. Il s'agit là d'une erreur car, comme nous l'avons vu, l'oxygène est au contraire un agent anticancéreux efficace. Certes l'oxygène engendre également un effet pervers car il permet la formation de peroxydes. Mais il est possible de lutter contre cet effet fâcheux à l'aide d'antioxydants. Le sélénium, les vitamines A, E et C, le germanium permettent de neutraliser les oxydes. C'est pourquoi ils devront être présents en quantité suffisante dans l'alimentation.

La vitamine A est présente dans les huiles de poisson, dans le beurre, le persil et sous forme de bêta carotène dans les carottes et le potiron. La vitamine E est abondante dans le germe de blé, dans les huiles végétales pressées à froid et dans les œufs. La vitamine C dans les fruits et légumes (persil, cassis, kiwi, agrumes, etc.). Le sélénium dans les graines de sésame, le maïs, les céréales, les oignons, enfin le germanium est présent dans certaines formes d'ail.

• L'organisme ne peut exercer son contrôle sur la multiplication cellulaire que si la membrane cellulaire est polarisée. On observe fréquemment le développement d'un cancer lorsque la polarisation diminue. Ainsi les cellules normales du sein ont une capacité électrostatique de 18 picofarads. Dans le cancer du sein, elle tombe à 8 ou 10 picofarads [1].

Le squalène présente la propriété de recharger les membranes cellulaires. Les requins dont le foie est très riche en squalène sont pratiquement exempts de cancer. Est-ce l'effet du squalène ?

1. Rappelons que la charge d'un condensateur Q est égale au produit de la capacité C par la différence de potentiel V suivant la formule $Q = CV$.

La question mérite d'être posée. L'huile d'olive contient une quantité appréciable de squalène, de ce fait elle joue certainement un rôle favorable dans la prévention du cancer.

• Pour se protéger de l'agression par les lymphocytes tueurs (*N killers*), les cellules cancéreuses s'entourent d'un écran de mucus faisant obstacle à ces derniers.

Le bêta carotène, outre son rôle d'antioxydant, présente la propriété de dissocier cet écran de mucus grâce aux charges électriques libres que présente sa molécule. Certaines enzymes telles que la bromélaïne, extraite de l'ananas, peuvent également dissoudre cet écran de mucus, d'où l'intérêt de consommer régulièrement des carottes, du potiron ou de l'ananas.

• L'intérêt de la vitamine D_2 en cancérologie est généralement méconnu, pourtant elle joue un rôle de premier plan car elle est un précurseur de la tumostérone, utilisée par les *N killers* pour détruire les cellules cancéreuses. La vitamine D_2 est transformée en thymostérine, puis en tumostérone. On trouve cette vitamine dans les huiles de foie de poisson, et dans une moindre mesure dans le beurre. Elle se forme également dans la peau après exposition modérée au soleil.

• Les amandes, les figues, les prunes, les noix contiennent aussi des substances anticancéreuses efficaces, comme, par exemple, le benzaldéhyde des figues, l'acétaldéhyde, la prunasine des prunes. Citons encore l'alline et l'allicine ainsi que le germanium présents dans l'ail, le lycopène des tomates, particulièrement efficace dans la prévention du cancer de la prostate, le molybdène, abondant dans le chou-fleur, préventif du cancer de l'estomac.

Ainsi les aliments que nous venons de mentionner présentent tous un intérêt dans la prévention du cancer.

À l'encontre, certains aliments devraient être consommés avec modération, c'est le cas de la viande et des laitages. On a en effet constaté une plus grande fréquence de cancer chez les personnes consommant de grandes quantités de viande. En ce qui concerne les laitages, on sait que la caséine du lait renforce la couche de mucus dont s'entourent les cellules cancéreuses afin de se protéger. Elle agit exactement en sens inverse du bêta carotène. Il faudra donc recommander d'en réduire la consommation.

Les fruits et les légumes consommés devront avoir été cultivés sans engrais chimiques, afin de contenir l'ensemble des minéraux indispensables à un fonctionnement harmonieux de l'organisme. Ils devront être exempts d'additifs chélateurs, qui capturent et inactivent ces oligo-éléments.

Pour nous résumer, une alimentation préventive du cancer devra comporter une proportion suffisante quotidienne de fruits et légumes, de culture biologique, faisant une large part aux crudités.

Sont particulièrement recommandées les céréales complètes cultivées sans engrais chimiques et sans pesticides : riz, blé, orge, sarrazin et surtout millet.

• Parmi les légumes le chou, le chou-fleur, le brocoli, les légumineuses (haricots, lentilles, pois), le soja, le maïs, l'ail, l'oignon, la carotte et le potiron, le sésame. Les tomates, riches en lycopène, devront être consommées avec modération à cause de l'acidité.

• Parmi les fruits : les amandes, les figues, le kiwi, les agrumes, les abricots etc.

• Parmi les corps gras sont particulièrement recommandées les huiles d'olive, de sésame, de noix, de colza. Les huiles devront être consommées crues, les fritures sont à proscrire sauf exception. Utiliser dans ce cas l'huile d'olive en évitant le chauffage à haute température, l'huile ne doit jamais fumer. La margarine devra être évitée et le beurre consommé cru et en quantité réduite.

• Restreindre considérablement la consommation de viande et de charcuterie, éviter les crustacés et les fruits de mer.

• Le poisson pourra être associé au menu à raison de 2 ou 3 fois par semaine.

• Le lait et les produits laitiers devront être consommés avec modération. Pour un apport suffisant de calcium, manger régulièrement des fruits secs : amandes, noix, noisettes, figues, des graines de sésame et des légumes secs, du raisin.

• Le sucre raffiné et le pain blanc devront être proscrits et remplacés par le sucre brut (par exemple rapadura) et le pain complet de culture biologique.

Le sucre brut devra être consommé sans excès. Le sel raffiné devra être remplacé par du sel non raffiné et ne contenant pas d'additifs. Là encore la modération est de mise.

• La consommation d'œufs biologiques à raison de 3 à 5 par semaine paraît raisonnable, éviter les œufs « en batterie ».

Les aliments devront être cuits à l'étouffée ou à la vapeur et jamais recuits.

Enfin il faudra éviter d'absorber à l'excès des médicaments sans raison médicale sérieuse. Ceux-ci peuvent parfois jouer un rôle néfaste par leur pouvoir chélateur.

L'eau

L'eau constitue environ deux tiers du poids corporel. Elle est l'un des constituants essentiels de la cellule. Elle transporte les nutriments vers cette dernière et véhicule les déchets vers les émonctoires. C'est pourquoi l'eau de boisson doit être d'une qualité exemplaire. Ce n'est, hélas, pas toujours le cas aujourd'hui, lorsqu'on sait que les déchets industriels ou agricoles sont déversés dans les nappes phréatiques et dans le cours des fleuves et des rivières.

• La présence de nitrates provenant des engrais azotés utilisés en agriculture est fréquemment retrouvée. Avec l'acide chlorhydrique de l'estomac et les composés aminés présents dans le milieu gastrique, ils forment des nitrosamines, composés doués d'une activité cancérigène puissante. Dans l'intestin, ils favorisent le développement des nitrobactéries suspectées également d'induire des cancers.

La teneur tolérée en nitrates est de 50 mg par litre. Cette valeur, arbitraire est déjà trop élevée, en outre elle est souvent dépassée pouvant atteindre 130 mg par litre.

• L'eau de Javel ajoutée à l'eau de boisson en tant que désinfectant, est un oxydant puissant pouvant induire la formation de peroxydes par combinaison avec les radicaux libres du métabolisme. Elle peut donc contribuer à l'éclosion de certains cancers.

• Les polluants industriels tels que les hydrocarbures, l'atrazine, les métaux lourds (mercure, plomb, cadmium) représentent également un danger potentiel.

Une eau de bonne qualité doit être dépourvue de ces produits toxiques. Elle doit en outre être faiblement chargée en minéraux peu assimilables, et présenter de ce fait une résistivité élevée. Elle peut ainsi effectuer avec efficacité sa fonction de drainage. Elle doit être neutre ou légèrement alcaline et faire preuve de pureté bactériologique. Enfin, elle doit être diamagnétique.

Les eaux de Volvic, Charrier, Roxane, Mont Rocous, Castel Roc sont pour l'ensemble douées de ces propriétés. L'eau filtrée à l'aide d'un filtre à osmose inverse est également pure et apte à la consommation. Toutefois ces eaux sont pour la plupart dépourvues de calcium organique, et il faudra en tenir compte si l'on veut éviter la déperdition de cet élément, jouant un rôle important en cancérologie notamment par sa fonction de transporteur d'oxygène dans la cellule.

L'air

La qualité de l'air est également un facteur de première importance dans la prévention contre une dégénérescence maligne. En effet, dans les conditions normales, l'énergie de la cellule provient de la combustion du glucose par l'oxygène de l'air. En présence d'un air pauvre en cet élément, la dégradation du sucre s'effectue en anaérobiose, ce qui a pour effet de produire de l'acide lactique capable, lorsqu'il est présent en excès, d'attaquer les chromosomes et de désorganiser le fonctionnement de la cellule. D'où l'importance d'une bonne oxygénation telle que peut la permettre de fréquentes promenades en forêt.

La proportion d'oxygène dans l'air peut être diminuée pour différentes raisons : par exemple les séjours trop longs dans de petites pièces mal aérées, favorisant l'accumulation de gaz carbonique au détriment de l'oxygène, ou bien la fréquentation habituelle de quartiers pollués par les fumées industrielles, par les gaz d'échappement des voitures ou des avions, ou par les pesticides utilisés en agriculture, enfin par la fumée de cigarette.

En outre, ces produits peuvent posséder une activité cancérigène par eux-mêmes. Pendant longtemps l'essence d'automobile a présenté, dans sa composition, du plomb tétraéthyle, dont la toxicité ne fait pas de doute. L'essence utilisée aujourd'hui est dépourvue de plomb, mais elle contient un gaz volatil, le benzène, dont les propriétés cancérigènes sont connues, mettant ainsi en danger les personnes qui manipulent ces produits (ouvriers des carburants, garagistes, etc.).

Pour réduire le taux d'oxyde de carbone dégagé par la combustion des carburants, les véhicules ont été équipés de pots catalytiques à la mousse de platine. Hélas, on peut se demander si le remède n'est pas pire que le mal, en effet ces derniers dégagent de la poussière de platine responsable de la formation de cancers pulmonaires. L'acide cyanhydrique, également émis par ces pots, ne fait qu'aggraver la situation. Éviter les zones de grande circulation aux heures d'affluence est donc une mesure sage.

La fumée de cigarette est également fortement cancérigène, tant pour le fumeur que pour les personnes vivant dans son voisinage, en raison des goudrons à forte teneur en benzopyrène qu'elle contient.

Les poussières d'amiante sont responsables de cancers du poumon appelés mésothéliomes.

Les nombreux pesticides, utilisés en agriculture, ainsi que les fumées industrielles sont aussi fortement suspects.

Un autre aspect important concernant l'air, est sa teneur plus ou moins élevée en ions [1] négatifs. L'air pollué des villes en est pauvre, il est au contraire saturé en ions positifs lourds. Or les ions

1. L'atome ou la molécule sont globalement neutres car ils possèdent autant d'électrons (négatifs) que de protons (positifs). Un ion négatif possède un excédent d'électrons, il est donc chargé négativement. Un ion positif a moins d'électrons que de protons. Sa charge globale est donc positive.

négatifs d'oxygène, ou oxions, présentent une grande importance en physiologie. Une propriété nous intéresse particulièrement ici : leur aptitude à recharger électriquement les particules du sang (molécules et micelles), ce qui les maintient en suspension et les empêche de floculer. Cette propriété joue un rôle dans la cancérogenèse. En effet, lorsque les particules sanguines floculent, elles se collent sur la paroi des cellules, empêchant ainsi la diffusion de l'oxygène vers l'intérieur de celles-ci.

Pour nous résumer, il est important de respirer un air riche en oxygène et en ions négatifs, et faiblement pourvu en polluants.

Pour cela, éviter de séjourner longtemps dans des pièces mal aérées, éviter autant que possible les zones polluées par les gaz industriels ou les pesticides, éviter le tabagisme passif ou actif. Se promener régulièrement en forêt, près des cascades ou au bord de mer, surtout lorsqu'il y a des vagues, car les gouttelettes projetées violemment sur le sol sont fortement chargées en ions négatifs.

On peut également faire usage du « bol d'air Jacquier ». Il s'agit d'un appareil, mis au point en 1945 par l'ingénieur René Jacquier, destiné à optimiser la fixation de l'oxygène au niveau des alvéoles pulmonaires. L'appareil est équipé d'une soufflerie puissante envoyant un courant d'air barboter dans un bain d'essence de térébenthine. L'air ainsi chargé est envoyé sur une flamme. Il se forme alors des peroxydes de terpène qui catalysent la fixation de l'oxygène par l'hémoglobine. De plus, l'air est ionisé négativement.

L'intérêt du bol d'air Jacquier ne se limite pas à la cancérologie, toutefois celui-ci est d'importance et concerne notre sujet. Il permet la combustion de certains déchets qui, du fait d'un mauvais état colloïdal, floculent et se déposant sur la membrane cellulaire en modifient la semi-perméabilité. Il favorise ainsi une meilleure oxygénation de la cellule, dont nous avons vu l'importance en cancérologie [1].

L'usage d'ioniseurs générateurs d'ions négatifs est également recommandé. L'ozonothérapie est aussi une technique efficace pour recharger la cellule en oxygène, elle est cependant fortement controversée peut-être parce que sa mise en œuvre n'est pas toujours assortie des précautions indispensables.

Il faut savoir en effet que l'oxygène présente par ailleurs un effet pervers, car il intervient dans la formation de certains peroxydes agressifs pour la cellule. Ce phénomène est mis en exergue par certains auteurs qui ignorent le côté positif de

---

1. Consulter cependant la note de la page 107.

l'oxygénothérapie et n'en perçoivent pas l'intérêt thérapeutique. On peut cependant lutter contre cet effet pervers en associant à l'oxygénothérapie des antioxydants comme le sélénium organique, les vitamines A, C et E, le germanium organique et la superoxyde dismutase.

Quelques mots sur la climatisation des bâtiments publics qui s'avère souvent inefficace et ne remplit pas son office. Mais nous ne pouvons nous étendre sur le sujet.

Géobiologie et facteurs physiques

Le Dr Hartmann a mis en évidence l'existence d'un vaste réseau de rayonnements cosmotelluriques répartis sur toute la surface terrestre. Ce réseau est constitué de murs invisibles de 21 cm d'épaisseur, dirigés suivant une direction nord-sud pour les uns et est-ouest pour les autres. Ils sont séparés par une distance de 2 m dans la direction nord-sud et 2,50 m dans la direction est-ouest. Les points où se croisent les murs sont appelés « nœuds de Hartmann ». De nombreuses et méthodiques observations ont permis de montrer que ces points exercent une influence néfaste sur l'organisme lorsqu'ils surplombent une faille géologique ou un cours d'eau souterrain. Le point de rencontre de ces différents facteurs géopathogènes est appelé « point cancer ». On a effectivement noté une fréquence accrue de cas dans les immeubles où la disposition des pièces, rendait obligatoire l'emplacement du lit sur un tel point. Ainsi des cancers en série ont souvent affecté les habitants demeurant dans des appartements situés à la même verticale d'un immeuble.

Il existe des méthodes permettant de détecter ces points cancer, connues des géobiologues compétents. Il sera parfois utile de consulter l'un d'entre eux.

Parmi les autres facteurs physiques suspects, il faut citer : le port de montres à quartz, surtout lorsqu'elles sont équipées d'un écran digital à cristaux liquides, la cuisson au four à micro-ondes, le séjour prolongé au voisinage des lignes à haute tension (suspectées de provoquer des cancers du cerveau et des leucémies), l'exposition prolongée devant les ordinateurs ou les écrans de télévision, la multiplication des examens faisant usage de rayons X (mammographie, scanner, radiographie, ostéodensitométrie, etc.), dont l'usage doit être mesuré.

La radioactivité induite par les déficiences des réacteurs nucléaires (Tchernobyl) doit également être prise en compte. Réduire autant que possible la multiplication de ces facteurs de risque, prendre les décisions adéquates en cas d'accident nucléaire sont des mesures à ne pas négliger qui exigent de chacun de nous une effort minimum pour s'informer.

La prévention de gravité

Lorsque, pour différentes raisons, une personne présente des risques supérieurs à la moyenne soit parce qu'elle a été exposée à des produits toxiques ou à des radiations, soit parce que l'on a observé de fréquents antécédents de cancers dans la famille, alors une surveillance plus attentive s'impose. Cela est encore plus impératif si la personne est âgée, si elle a séjourné dans une zone dangereuse sur le plan géobiologique, ou si elle présente des problèmes de santé, une baisse de vitalité ou un amaigrissement.

On peut alors procéder à des tests de terrain tels que morphocristallographie, test de Jacquier ou/et test de Mattei, bioélectronique de Vincent, etc.

Ces tests peuvent permettre d'objectiver un terrain cancérinique ou un cancer débutant. Il faut alors mettre en œuvre une série de moyens afin d'éviter l'évolution vers un cancer confirmé. Les conseils diététiques et les mesures de protection face aux facteurs toxiques de l'environnement sont d'une grande importance. Ils s'inspirent des mêmes principes que pour la prévention proprement dite. Il faudra y ajouter la prise d'antioxydants tels que :

– sélénium organique : 100 microgrammes deux fois par jour ;

– vitamine E naturelle : 100 mg matin et soir ;

– vitamine C retard : 2 à 3 g par jour ;

– bêta carotène : environ 15 mg par jour.

À cela, il est recommandé d'associer l'orotate de magnésium 500, 2 gélules par jour.

En outre, on aura intérêt à mettre en œuvre le traitement de Gernez à base de colchicine [1].

Le Dr André Gernez avait constaté que des patients consommant régulièrement cette thérapeutique (pour d'autres raisons que le cancer) étaient généralement exempts de cancer. Il eut l'idée de la tester chez l'animal, et put constater

1. Le traitement original préconisé par Gernez comprenait également du sirop de chloral à faible dose. Ce produit, utilisé depuis 1902 comme calmant chez l'enfant et en psychiatrie, avait fait preuve de propriétés préventives du cancer chez l'homme. Il a hélas été retiré du marché car l'agence française de sécurité sanitaire aurait observé un effet cancérigène chez l'animal !

son effet bénéfique dans la prévention de cette maladie. La colchicine est bien connue pour ses propriétés antimitotiques. Certes, elle s'avère peu efficace pour les grandes tumeurs mais elle est capable de détruire des tumeurs de petite dimension (moins de 1 mm de diamètre), comportant moins de 1 million de cellules (c'est-à-dire évoluant depuis moins de 6 ans). Prescrite à raison de 10 jours par an, la colchicine permet de venir à bout des petites tumeurs [1]. Son renouvellement annuel permet donc de se mettre à l'abri de l'évolution vers un cancer confirmé. La thérapeutique pourrait être mise en œuvre systématiquement tous les ans à partir de 40 ans. Elle préviendrait bien des souffrances tout en évitant de ruiner l'assurance maladie. Lorsqu'on sait que les traitements anticancéreux atteignent souvent 1 200 à

1. En pratique, pour un adulte dépassant 60 kg, la dose recommandée est de 1 comprimé matin et soir de colchicine. Pour des poids inférieurs, réduire la colchicine à 1 ou 1 comprimé et demi par jour. Le traitement doit être pris sous surveillance médicale et associé à des mesures diététiques.

La dose de colchicine est du même ordre que celle prescrite traditionnellement dans la goutte. Elle est très loin de la dose toxique. Elle peut néanmoins provoquer quelques troubles digestifs qui méritent qu'on s'en accommode vu l'importance de l'enjeu. (Toutefois, si ces troubles devenaient trop gênants, il convient d'en informer son médecin qui prescrira des antidotes, voire en réduira la dose.)

4500 € par jour, on comprend à quel point ces traitements grèvent les organismes de protection sociale. Le traitement de Gernez qui coûte environ 7 € par an ne peut être, quant à lui, suspecté des mêmes effets.

Dans la prévention de gravité, la méthode de Gernez pourrait être mise en œuvre plus souvent, par exemple tous les 6 mois. Après quelques mois (par exemple 2 ou 3 mois) de ce régime un contrôle s'avère nécessaire. De nouveaux tests de terrain peuvent nous indiquer si la thérapeutique a été suffisante pour faire régresser le processus.

Si la régression est insuffisante, voire nulle, il sera nécessaire d'intensifier la thérapeutique et de mettre en œuvre les moyens généralement réservés aux cancers confirmés.

LE TRAITEMENT D'UN CANCER CONFIRMÉ

Principes

La cancérologie officielle confond généralement le cancer avec la tumeur. Celle-ci est regardée comme un corps étranger qui a réussi à s'imposer et, par son expansion, met en danger le pronostic vital de l'organisme. La thérapeutique se limitera donc à combattre la tumeur… Il s'agit, autant que possible, de détruire toutes les cellules cancéreuses jusqu'à la dernière. Les armes utilisées dans ce but sont des moyens extérieurs violents qui, hélas, ne font pas réellement la distinction entre les cellules cancéreuses et les cellules saines.

De plus, pour éradiquer les cellules cancéreuses jusqu'à la dernière, il est nécessaire d'utiliser des doses considérables de ces poisons également toxiques pour les cellules du système immunitaire spécialisées dans la lutte contre le cancer.

C'est comme si, sur un champ de bataille, deux armées s'affrontent. Des avions alliés de l'un des camps se présentent alors et lâchent des bombes, tuant indifféremment amis et ennemis.

Nous pensons que cette façon de procéder comprend plusieurs erreurs de conception, que nous allons tenter d'analyser.

L'acte médical comprend en fait deux étapes, l'étape diagnostique et l'étape thérapeutique.

Pour le diagnostic, les moyens conventionnels utilisés, de manière quasi exclusive, sont l'imagerie médicale et la biopsie.

L'imagerie comprend toutes les techniques d'investigation qui permettent de mettre en évidence visuellement la tumeur. Cela comprend l'échographie, la radiographie, la scintigraphie, le scanner et la résonance magnétique nucléaire. Certes ces moyens sont utiles, mais ils ne permettent pas d'établir un diagnostic précoce. Celui-ci est généralement posé lorsque la tumeur a atteint, dans le meilleur des cas, 0,5 cm de diamètre. Or, cette dimension représente environ 150 millions de cellules cancéreuses et une évolution de 7 ans.

L'imagerie s'avère incapable d'établir un diagnostic aux tout premiers stades d'un processus tumoral, c'est pourquoi, ne compter que sur elle constitue une erreur.

Celle-ci découle d'ailleurs d'une autre erreur qui consiste à ne focaliser son attention que sur la tumeur. Or le cancer n'est pas la tumeur, elle est une maladie de l'organisme tout entier, qui s'avère incapable de contrôler le développement cellulaire, et laisse les cellules se multiplier anarchiquement. Le cancer est une maladie de terrain. Pour prendre une comparaison, des mauvaises herbes ne poussent que sur un terrain présentant une certaine composition (nature des roches qui le composent, degré d'humidité, pH, présence de matières organiques, etc.). Si l'on change la qualité du terrain, les herbes ne pourront pas pousser.

La médecine écologique se propose d'analyser ce terrain, afin de déterminer les facteurs propices au développement du cancer. Elle ne se contente pas de chercher à mettre en évidence la tumeur, mais fait usage de méthodes de diagnostic précoce telles que la morphocristallographie, le test de Heitan, la bioélectronique de Vincent, qui permettent de savoir si l'organisme dans son ensemble présente des caractéristiques favorables à l'éclosion d'une tumeur. Ainsi, la thérapeutique peut être mise en œuvre aux tout premiers stades, et les chances de guérison sont bien supérieures.

Une fois la tumeur suspectée grâce à l'imagerie médicale, la médecine conventionnelle procède à une biopsie destinée à confirmer le diagnostic, et à préciser la nature du processus tumoral (adénocarcinome, carcinome, sarcome, etc.), ainsi que le caractère plus ou moins agressif de la tumeur.

Hélas, cette biopsie peut favoriser la diffusion à distance des cellules cancéreuses. Elle devrait être effectuée avec le maximum de précautions, et seulement lorsqu'elle se montre indispensable.

Dès que le diagnostic est établi, le traitement conventionnel est mis en route. Celui-ci comprend essentiellement trois techniques : la chirurgie, la radiothérapie et la chimiothérapie.

La chirurgie s'avère utile pour réduire, chaque fois que cela est possible, la masse tumorale [1], mais elle présente deux défauts : d'une part elle ne modifie pas le terrain, et par conséquent le développement de nouvelles tumeurs demeure possible, d'autre part elle risque, au cours des manipulations, de transporter à distance des cellules malignes.

La radiothérapie peut s'avérer utile lorsque l'on a affaire à une tumeur bien localisée, peu acces-

1. Il sera parfois nécessaire de l'associer au traitement de terrain, notamment lorsque le volume tumoral est important.

sible à la chirurgie ou lorsque l'on veut compléter l'action de celle-ci. Mais pas plus que la chirurgie elle ne s'avère capable de modifier le terrain. En outre, elle peut provoquer des brûlures et des mutations, à l'origine de nouveaux cancers.

La chimiothérapie est utilisée chaque fois que l'on a affaire à des tumeurs diffuses, de localisation imprécise, ou comme traitement adjuvant associé à la chirurgie.

La chimiothérapie fait usage de produits toxiques destinés à détruire les cellules cancéreuses. Hélas, elle est également toxique pour les cellules saines, et détruit notamment les cellules sanguines spécialisées dans la lutte contre le cancer.

L'erreur généralement commise est d'ignorer les capacités de défense de l'organisme et de ne compter que sur des moyens extérieurs pour combattre les cellules malignes. On espère, à l'aide de la chimiothérapie, éradiquer toutes les cellules cancéreuses. Ce faisant, on utilise souvent des doses considérables de ces produits toxiques qui détruisent tout sur leur passage… Une fois le traitement arrêté (du fait de sa toxicité il ne peut être poursuivi indéfiniment), l'organisme se trouve démuni de ses défenses propres, et une nouvelle tumeur aura tout le loisir de proliférer.

La médecine écologique procède autrement. Elle se donne pour objectif de modifier le terrain favorable à l'éclosion du cancer, en agissant sur différents paramètres tels que le pH intracellulaire, le taux de sodium, la polarisation de la membrane cellulaire, elle favorise une meilleure oxygénation des cellules, elle détruit la couche de mucus qui protège les cellules cancéreuses, elle multiplie le nombre des *killers* et leur donne les matières premières avec lesquelles ils fabriquent des poisons anticancéreux.

La chimiothérapie peut être utilisée afin de réduire le volume tumoral, mais lorsqu'elle est associée au traitement de terrain, il n'est plus nécessaire de l'administrer à haute dose, et le système immunitaire ne sera pas détruit. Plutôt que de vouloir détruire les cellules cancéreuses jusqu'à la dernière, tout en détruisant tout sur son passage, il est préférable de se contenter de réduire la tumeur avec les doses modérées de chimiothérapie, tout en renforçant et en aidant le système immunitaire qui participe à la lutte et qui prendra le relais une fois la chimiothérapie interrompue.

Pour nous résumer, la médecine écologique soutient le système de défense de l'organisme en lui fournissant toutes les substances dont il a besoin pour que cette défense soit le plus efficace possible. Le système immunitaire est comparable à une armée bien organisée et bien aguerrie, il ne reste qu'à lui fournir les armes, les munitions et l'intendance pour optimiser son action. (Cela n'est vrai que s'il n'a pas été endommagé par des traitements trop violents.)

Pour montrer à quel point ce système immunitaire est efficace, il suffit d'observer ce qui se passe autour de nous. Sur l'ensemble de la population française, seulement 1 à 2 % [1] sont atteints de cancer. Pourquoi les autres sont-ils indemnes de cette maladie ? Est-ce à cause de la chimiothérapie ou de la radiothérapie ? Certes non. Leur organisme se défend par ses propres moyens. On sait que périodiquement des cellules cancéreuses apparaissent au milieu de cellules saines, mais l'organisme les détruit au fur et à mesure. Lorsque pour différentes raisons (mauvais régime de vie, stress, pollution) les mécanismes de défense sont affaiblis, alors une tumeur s'avère capable de proliférer. Notre rôle consiste à aider l'organisme à rétablir son système de défense, tout en participant, si cela est nécessaire, à la réduction de la tumeur. Cette dernière action doit s'effectuer en évitant au maximum de léser le système immunitaire.

1. Ce pourcentage doit être distingué de la probabilité de contracter la maladie, laquelle est bien sûr plus élevée.

Il n'est pas difficile d'imaginer la perplexité du lecteur devant toutes ces informations. Mais si des méthodes de traitement meilleures, moins traumatisantes et plus sûres existent, pourquoi ne sont-elles pas mises en pratique par la médecine officielle ? La réponse est complexe, mais lorsqu'on étudie l'histoire des sciences, il est facile de constater à quel point les novateurs dérangent. La plupart des nouvelles découvertes furent l'objet de rejet de la part des autorités établies. Galilée, Giordano Bruno, Boltzmann, Béchamp, Pasteur, Planck, Einstein furent l'objet de persécutions. Plus près de nous, Solomidès, Rife, Prioré, Naessens, Beljanski en ont été les victimes. On a reproché à certains d'entre eux de ne pas être médecins. Qu'adviendrait-il de Pasteur aujourd'hui, également non médecin, s'il s'avisait de découvrir un traitement contre le SIDA, et de le proposer comme thérapeutique à quelques patients, en proie à la maladie, et réclamant désespérément un secours ?

Solomidès fut traîné dans la boue, on le traita de charlatan, ignorant qu'il était titulaire d'un doctorat de médecine, qu'il exerçait des fonctions de chercheur à l'Institut Pasteur, et qu'il était l'auteur de soixante publications dans des revues d'un haut niveau scientifique. Aujourd'hui, Beljanski (ancien directeur de recherche au CNRS) doit faire face au même ostracisme.

Ainsi, au détriment des patients, des thérapeutiques efficaces sont rejetées pour des raisons n'ayant rien à voir avec le désir de guérir ou de soulager. C'est pour de telles raisons que Brewer, éminent physico-chimiste américain, auteur d'une thérapie éprouvée la *High pH Cancer Therapy* n'est pas reconnu. C'est également pour cela que le Carzodélan [1], thérapeutique enzymatique ayant fait l'objet de nombreuses recherches à l'université Columbia, est écarté en France, alors qu'il est officiellement autorisé en Allemagne.

Certains disent que si ces thérapies étaient mises en pratique, elles feraient concurrence à la chimiothérapie lourde, très lucrative. Que penser de cela ? Nous nous garderons bien de formuler des conclusions hâtives, et laissons au lecteur le soin de tirer ses propres conclusions.

Nous pensons pour notre part que, si les thérapeutiques alternatives étaient mises en œuvre de façon rationnelle, les résultats en cancérologie seraient bien meilleurs que ceux obtenus actuellement, malgré la masse énorme de fonds engagés.

---

1. Bien que le Carzodélan ait bénéficié d'autorisations officielles d'importation en France, les médecins qui le prescrivent sont poursuivis devant le conseil de l'Ordre qui n'hésite pas à taxer cette thérapeutique de « traitement insuffisamment éprouvé, voire charlatanesque », jugement diffamant pour les médecins prescripteurs.

Hélas, les thérapies alternatives, tout efficaces qu'elles soient, sont souvent utilisées par des médecins isolés ne communiquant pas les uns avec les autres. Ils utilisent la plupart du temps une thérapeutique qu'ils connaissent bien, et ignorent les autres possibilités qui s'offrent à eux, alors qu'il faudrait mettre en œuvre une véritable stratégie. On ne fait pas une guerre avec seulement l'infanterie. Certes celle-ci est indispensable, mais c'est l'association de toutes les armes qui peut nous assurer la victoire.

Les traitements : leur mode d'action et leur posologie [1]

Le *primum movens* du cancer est vraisemblablement une altération chromosomique qui précède la multiplication anarchique des cellules. C'est cette première étape qui mobilise la plupart des chercheurs, lesquels se voient attribuer de colossaux budgets de recherche.

1. Les traitements seront prescrits par un thérapeute compétent qui pourra juger de l'efficacité de la thérapeutique à l'aide de tests et d'examens appropriés.

Pourtant l'altération chromosomique ne se traduit pas nécessairement par le développement d'une importante tumeur cancéreuse. En effet, il existe un ensemble de soupapes de sécurité, mises en action par l'organisme, afin que le processus soit neutralisé. Ainsi il ne peut prendre des proportions susceptibles de mettre en danger le pronostic vital.

C'est en analysant ces mécanismes, et en s'efforçant de les optimiser, que nous pouvons espérer un jour une victoire définitive sur la maladie cancéreuse.

Nous nous proposons, dans ce chapitre, d'étudier tout d'abord les traitements pris isolément en mettant en relief leur mode d'action et leur posologie. Dans un deuxième temps, nous nous pencherons sur les associations recommandées en fonction de leur affinité ou de leur complémentarité. Dans un troisième temps, nous aborderons le sujet des stratégies thérapeutiques.

Les traitements

La taurine

La taurine est un acide aminé soufré que l'on trouve en abondance dans les poissons de mer. Ces animaux, qui évoluent dans un milieu salé, doivent constamment lutter contre l'excès de sodium qui envahit leur milieu intérieur. La taurine joue un rôle important dans ce processus.

Les cellules cancéreuses sont particulièrement avides de sodium. Privées de cet élément, elles s'étiolent et dégénèrent. L'aptitude qu'a la taurine d'extraire le sodium du milieu intracellulaire permet ainsi de les combattre. La taurine se prescrit en gélules dosées à 500 mg, à raison de 2 à 6 gélules par jour.

Le squalène

Il s'agit d'une substance présente en abondance dans le foie du requin, et en moindre quantité dans l'huile d'olive. Les requins sont des animaux particulièrement résistants au cancer, et certains chercheurs ont pensé que le squalène pourrait en être la cause.

Le squalène est le précurseur de la DHEA (déhydroépiandostérone), substance normalement présente dans l'organisme humain et soupçonnée de ralentir le vieillissement cellulaire. Il semble également que la DHEA soit indispensable aux globules blancs pour reconnaître le caractère antigénique des cellules cancéreuses, et les combattre comme des organismes étrangers.

Le squalène est en outre utile pour repolariser les membranes cellulaires. Les cellules normales présentent des charges électriques au niveau de leur membrane. Celles-ci sont indispensables pour que l'organisme puisse contrôler la multiplication cellulaire. Les cellules cancéreuses perdent une bonne partie de ces charges, ce qui leur permet de proliférer sans contrôle. En rechargeant les membranes, le squalène permet de nouveau à ce contrôle de s'exercer.

Le squalène se prescrit sous forme de liquide à raison de 2 à 4 cuillerées à café par jour, ou en capsules dosées à 500 mg à raison de 4 à 8 capsules par jour. Il doit être associé à de la vitamine C à raison de 4 à 6 grammes par jour, car il augmente la consommation de vitamine C par l'organisme. Du point de vue chimique, le squalène est un triterpénoïde.

Le bêta carotène

C'est un antioxydant puissant comme son dérivé, la vitamine A, mais il présente également une propriété non partagée par cette dernière : il permet de dissocier l'écran de mucus dont s'entourent les cellules cancéreuses, lequel fait obstacle aux *natural killers* et aux lymphocytes T_8 cytotoxiques pour combattre les cellules cancéreuses.

L'action du bêta carotène est controversée. De nombreuses études ont montré son effet bénéfique, notamment dans le cancer du poumon. Pour Lewis, elle réduirait de 50 à 80 % le risque de cancer du poumon chez les fumeurs. Quelques auteurs cependant contestent cet effet bénéfique. Probablement les résultats obtenus ne sont pas identiques suivant qu'il s'agisse de bêta carotène naturel ou de synthèse, suivant son degré de pureté ou de pollution par les pesticides, sont isomérie et son degré d'oxydation.

Il se prescrit sous forme de gélules dosées à 500 mg de poudre de carotte contenant 50 mg de bêta carotène.

Bêta carotène 500 à 10 % : 1 à 3 gélules par jour. Il doit être absorbé avec une solution huileuse ou bien avec un peu de crème fraîche.

La bromélaïne (ou bromélase)

Il s'agit d'une enzyme, extraite de l'ananas, qui agit comme le bêta carotène en détruisant la couche de mucus [1] entourant les cellules cancéreuses. Mais son mode d'action est différent, il s'agit d'un processus enzymatique.

1. La bromélase sera particulièrement indiquée lorsque les tests de Vernes font apparaître un taux élevé de mucopolysaccharides, l'un des constituants essentiels de l'écran de mucus. Cette remarque s'applique également au Carzodélan.

En outre les cellules cancéreuses ne possèdent pas comme les cellules saines un équipement leur permettant de résister à l'action des enzymes et, de ce fait, elles sont détruites par ces dernières.

La bromélase se prescrit à raison de 200 à 1 000 mg par jour. Elle doit être prescrite sous forme de gélules à enrobage entérique (dosées à 200 mg), afin de ne pas perdre son efficacité lorsqu'elle parvient dans l'estomac.

La papaïne

Elle peut être associée à la bromélaïne et présente des propriétés voisines de celle-ci. Elle se prescrit à raison de 100 à 400 mg par jour en gélules à enrobage entérique dosées à 100 mg.

La pancréatine

Elle présente également une activité comparable à la bromélase mais est mal résorbée par l'intestin.

Par exemple :

- bromélase : 200 mg
- papaïne : 100 mg
- pancréatine : 50 mg

gélules à enrobage entérique : 2 gélules matin et soir.

La pancréatine sera utilisée de préférence sous forme injectable. Par exemple : Carzodélan injectable, 1 injection intramusculaire 3 fois par semaine.

Cette dose peut être augmentée dans les cancers avancés, par exemple Carzodélan injectable : 1 injection intramusculaire de 2 ampoules 5 ou 6 jours sur 7.

Le Carzodélan a fait l'objet de nombreuses études à l'université de Columbia et en Allemagne. Il est officiellement autorisé dans ce pays. Il ne présente aucune toxicité.

La tumostérone

Il s'agit d'une substance présentant un intérêt physiologique de première importance en cancérologie. Elle est pourtant le plus souvent ignorée par la cancérologie orthodoxe.

Les *natural killers* sont des lymphocytes spécialisés dans la lutte anticancéreuse. Ils injectent dans les cellules malignes un poison, élaboré à partir de la vitamine D_2 (ou ergocalciférol), laquelle est transformée successivement en thymostérine, puis en tumostérone. D'où l'importance de la vitamine D_2 en cancérologie.

Il est recommandé d'associer à la vitamine D_2, des extraits de thymus, car la thymosine active la transformation de thymostérine en tumostérone.

La vitamine D_2 se prescrit sous forme de stérogyl à raison de 3 à 8 gouttes par jour suivant la gravité de l'affection.

Le magnésium

L'importance de cet élément dans la prévention anticancéreuse avait été démontrée par Delbet dès 1930. En effet, lorsque l'on recense la fréquence du cancer dans les différentes régions en France, on s'aperçoit qu'elle est d'autant plus élevée que la terre et l'eau sont pauvres en magnésium. Le magnésium participe à de nombreuses réactions enzymatiques indispensables à la défense anticancéreuse. Il joue notamment un rôle essentiel dans le transport de l'oxygène vers le milieu intracellulaire. Or nous avons vu à quel point une bonne oxygénation de la cellule s'avère nécessaire pour éviter la dégénérescence cancéreuse de celle-ci.

Pour obtenir un effet maximal du magnésium, il est recommandé de faire usage de bons transporteurs de minéraux tels les aspartates, les pidolates ou les orotates. Ainsi la pénétration du magnésium dans le milieu intracellulaire est grandement facilitée (par exemple orotate de magnésium 500 : 2 gélules par jour).

Le sélénium organique

Le sélénium est le coenzyme de la glutathion peroxydase, enzyme jouant un rôle fondamental dans la neutralisation des peroxydes formés par la combinaison des radicaux libres et de l'oxygène. Ces derniers, lorsqu'ils sont produits en surnombre, sont capables d'agresser la membrane cellulaire et le noyau, provoquant le vieillissement et la cancérisation.

Le sélénium s'oppose ainsi au développement de nouvelles cellules cancéreuses. Il se prescrit sous forme de gélules dosées à 75 ou 100 microgrammes, associées ou non à la vitamine E. Il faut en prendre 2 ou 3 par jour. Il est recommandé de lui associer du glutathion.

Seul le sélénium organique est recommandé. Sous forme minérale, le sélénium perd ses propriétés thérapeutiques et devient toxique.

La vitamine E ou alpha tocophérol

La vitamine E est également un antioxydant qui agit en synergie avec le sélénium. Elle se prescrit à raison de 100 à 500 unités par jour (1 unité équivaut à 1 mg).

La vitamine C

Cette vitamine, particulièrement recommandée par Linus Pauling, présente également des propriétés antioxydantes. En outre, elle fortifie le système immunitaire grâce à son action stimulante sur les polynucléaires.

Enfin elle aide l'organisme à éliminer les métaux lourds qui paralysent son système de défense.

Elle se prescrit à raison de 2 à 10 g par jour [1]. Il est recommandé de faire usage de vitamine C retard, car la vitamine C ordinaire est excrétée dans l'urine dans les 2 heures qui suivent son absorption.

Mandélonitriles, benzaldéhyde, acétaldéhyde [2], *laetrile*

Il s'agit d'un ensemble de substances présentes dans les noyaux des fruits : amandes, figues, prunes, abricots. Citons encore dans ce groupe, l'amygdaline et la prunasine.

Leur mode d'action est complexe : d'une part elles libèrent du cyanure à une concentration toxique pour les cellules cancéreuses mais non pour les cellules saines, d'autre part elles agissent directement grâce à la présence de benzaldéhyde ou d'acétaldéhyde.

---

1. Notons que la vitamine C « orthomolecular nutrition » possède une biodisponibilité très supérieure à la vitamine C ordinaire. Elle se prescrit à raison de 1 comprimé de 400 mg matin et soir. Elle est délivrée par Biosan à Derry NH 03038 États-Unis et par le laboratoire Karikas à Lyon (voir adresses utiles en fin d'ouvrage).

2. Dans la suite de ce texte, chaque fois que nous évoquerons l'acétaldéhyde, il s'agira d'acétaldéhyde alcoolique à 2 %. Les mandélonitriles et la benzaldéhyde sont réservées aux petites tumeurs. Elles devront être remplacées par l'acétaldéhyde alcoolique à 2 % chaque fois que le diamètre tumoral dépasse 1,5 cm.

La benzaldéhyde se prescrit à raison de 500 mg par jour pour un adulte moyen. Soit 1 gélule de 250 mg matin et soir. Elle doit être réservée aux petites tumeurs de moins de 2 cm. Il est nécessaire de respecter cette posologie car les petites doses semblent réactiver la tumeur.

L'activité antitumorale de la benzaldéhyde a été démontrée par les Japonais Kochi et Takeuchi et leur équipe. Le produit se montre d'une efficacité remarquable, aussi bien sur les carcinomes que les sarcomes et les leucémies. Il transforme les tumeurs en un conglomérat de perles, consistant en cellules squameuses kératinisées. Le dérivé utilisé parfois en pharmacie est la bêta cyclo dextrine benzaldéhyde (CDBA), qui ne contient que 8 % de benzaldéhyde pure. Ainsi, pour procurer à l'organisme 500 mg de benzaldéhyde, il faudra absorber 6 g de CDBA.

L'acétaldéhyde s'avère plus efficace dans le mélanome, le cancer de la prostate et les grosses tumeurs. Elle se présente sous forme de solution alcoolique diluée à 2 %, et se prescrit à raison de 2 à 6 cuillerées à café (modèle ancien) par jour (soit 10 à 30 ml par jour).

Le lithium

Ce métal présente également un grand intérêt en cancérologie pour plusieurs raisons : tout d'abord il relance la fonction de la moelle osseuse, notamment après une chimiothérapie. Il réalise ainsi une protection contre les effets pervers de ce type de traitement. Il active particulièrement la production des monocytes, mais aussi des polynucléaires, et contribue, comme la taurine, à faire baisser le taux de sodium intracellulaire.

En outre, le lithium présente une activité antidépressive très utile dans cette maladie déprimante.

Il se prescrit sous forme d'orotate de lithium, à raison de 150 mg par jour (gélules dosées à 50 mg, 1 gélule 3 fois par jour).

Le caesium et le rubidium

Ces éléments ont fait l'objet de recherches très poussées par le physico-chimiste américain Keith Brewer. Elles ont consisté en études biochimiques, en expérimentation sur l'animal, en enquêtes épidémiologiques. Des régressions spectaculaires de tumeurs ont été observées en clinique humaine.

Par leur configuration électronique le caesium et le rubidium sont capables de capter les ions H^+ présents dans les cellules, élevant ainsi leur pH.

La thérapie par caesium et rubidium doit toujours être accompagnée de potassium, car ces éléments sont capables de déplacer le potassium intracellulaire.

La formule du sirop de caesium est la suivante :

chlorure de caesium (art. Merck 2038) : 30 g
métoclopamide : 300 mg
sorbitol : 35 g
eau : q.s. p 250 ml.

Il se prescrit à raison de 3 ou 4 cuillerées à café par jour[1]. On y associe toujours : orotate de potassium 300 mg, 2 ou 3 gélules par jour (en fonction de la dose de caesium donnée).

Doser régulièrement le potassium sanguin.

Pour plus de détails consulter les compléments en fin de livre.

Le Carnivora

Il s'agit d'un principe actif extrait d'une plante carnivore, la dionée attrape-mouches. Il présente la propriété de réparer les dégâts génétiques observés dans le processus de cancérisation. Sous forme de jus de dionée, il se prescrit à raison de 15 à 20 gouttes 3 fois par jour, ou parfois plus. Étant soluble dans l'eau et non dans les graisses, il ne peut pénétrer dans les grandes tumeurs et doit être réservé aux tumeurs de moins de 2 cm

1. Dans certains cas, des doses plus élevées peuvent être données (par exemple, 6 cuillerées à café par jour), à condition d'augmenter également la dose d'orotate de potassium et de surveiller la kaliémie de très près. Dans le cas où des doses encore plus élevées seraient nécessaires, il faudra réduire la quantité de métoclopamide du sirop.

de diamètre. Il est particulièrement actif sur les cancers induits par le virus herpès, en particulier l'adéno-carcinome de l'intestin, mais aussi ceux qui affectent les organes suivants : col de l'utérus, anus, prostate, ovaires, pancréas, sphère ORL, adéno-carcinomes du poumon, du rein, mélanomes, lymphomes et maladie de Hodgkin. Son efficacité est multipliée par 4 en présence de caesium. Il protège également l'organisme contre les effets secondaires de la radiothérapie, et augmente l'efficacité de cette dernière.

Le cartilage de requin et les inhibiteurs de l'angiogenèse

Un des moyens mis en œuvre pour freiner l'évolution d'une tumeur cancéreuse consiste à faire obstacle au transport des aliments nécessaires à sa croissance. Le cartilage de requin s'oppose à la formation des vaisseaux dans la tumeur et, de la sorte, il l'empêche d'être nourrie.

Cette propriété a fait l'objet d'études poussées dans de grandes universités américaines et notamment à Harvard [1].

---

1. Des pontifes patentés, au cours d'émissions de télévision, ont tenté de ridiculiser ces produits qui ont pourtant fait l'objet de 30 ans d'études et de publications dans des revues internationales du meilleur niveau.

Il se prescrit à raison de 1 g par kg de poids et par jour en 3 prises, et doit être réservé aux tumeurs solides.

Par exemple, pour une personne de 60 kg : poudre de cartilage de requin (Bénéfin) 20 g, 20 minutes avant chacun des 3 repas. Il est contre-indiqué dans les suites d'infarctus, en cas de grossesse et en période pré et postopératoire. Une contre-indication relative existe chez l'enfant en période de croissance.

D'autres inhibiteurs de l'angiogenèse sont à l'étude. Ainsi le 27 novembre 1997 paraissait, dans *Nature*, un article signé Thomas Boehm et coll., faisant état d'une substance, l'endostatine, capable de faire régresser des tumeurs malignes chez la souris jusqu'à une taille microscopique. Elle maintient les cellules tumorales dans un état dormant tant qu'elle est administrée. De plus, l'endostatine n'induit pas de résistance. En effet, dans un protocole expérimental, le produit a été administré jusqu'à régression quasi totale ; puis les tumeurs étaient de nouveau autorisées à proliférer. On reprenait alors le traitement jusqu'à ce que les tumeurs ne soient plus palpables. Ce protocole a été appliqué jusqu'à 6 fois de suite et, à chaque fois, les tumeurs régressaient. Mieux, après 2 à 4 cycles, suivant les animaux, les tumeurs ne réapparaissaient plus après l'arrêt du traitement. Ce résultat est d'autant plus remarquable qu'il a concerné aussi bien des carcinomes que des sarcomes et des mélanomes. À l'inverse la chimiothérapie, prescrite pour les mêmes tumeurs, a induit une résistance totale à partir du quatrième cycle.

Autres possibilités

De nombreux autres produits ont fait preuve de leur efficacité dans divers types de cancer.

Afin de ne pas surcharger le texte, nous nous contenterons de les évoquer brièvement, quitte à y revenir par la suite. Cela ne met pas en cause leur efficacité. Bien au contraire, ils peuvent jouer un rôle essentiel dans certains processus cancéreux (ainsi le BCG dans le cancer de la vessie).

Pour plus ample information, le lecteur peut également consulter la bibliographie.

Les extraits de thymus

Ils activent le système des lymphocytes et en outre permettent la transformation de thymostérine en tumostérone. Il est recommandé de les prescrire en association avec la vitamine D_2.

Par exemple Thym-uvocall Mülli : 1 ou 2 ampoules intramusculaires 3 fois par semaine (produit d'origine allemande).

Les gamma-globulines

Leur rôle est bien connu dans l'immunité anti-infectieuse, mais non en cancérologie. Il est particulièrement recommandé d'en prescrire lorsqu'une infection se superpose au cancer. On soulage ainsi le système immunitaire obligé de lutter sur deux fronts.

Posologie : 1 à 3 ampoules dosées à 330 mg par semaine en intramusculaire. Elles contribuent efficacement à la régression tumorale, notamment en cas de leucémie et dans la maladie de Hodgkin.

La prednisone

Contrairement aux autres corticoïdes, la prednisone peut être transformée dans l'organisme en tumostérone.

Posologie 5 à 10 mg par jour [1].

Le BCG intravésical

Il s'avère particulièrement efficace dans le cancer de la vessie. Il doit être administré par des spécialistes. Cette thérapie est pratiquée à l'hôpital Bicêtre.

---

1. Cette dose peut être augmentée en cas d'œdèmes, notamment dans les tumeurs cérébrales.

– *Le DPG du Dr Tubéry*

Il s'agit de plantes africaines ayant fait leur preuve dans différentes indications : leucémie, cancer du rein, cancer de la vessie, lymphomes, myélome multiple, cancer du pancréas, mélanome.

Il se prescrit en général à raison de 6 gélules dosées à 1 mg par jour, 10 jours par mois.

Dans le cancer du pancréas : 6 gélules par jour en continu pendant 3 semaines. (Le traitement peut entraîner une leucopénie, la poursuite du traitement sera conditionnée par l'importance de celle-ci.)

Le Carzodélan

Ce traitement, à base d'enzymes pancréatiques, a fait l'objet d'une expérimentation très poussée à l'université Columbia, aussi bien in vitro, que chez l'animal. En outre, il a été appliqué en clinique humaine dans soixante-quatre cliniques universitaires, avec des résultats très positifs.

Il se prescrit à raison de 1 ampoule 3 fois par semaine dans les tumeurs peu agressives ; 2 ampoules par jour 6 fois par semaine dans les cas graves. Il doit être injecté en intramusculaire profonde.

Le molybdène

Dans les régions où la végétation est pauvre en molybdène on a observé une fréquence accrue du cancer de l'œsophage (Transkei en Afrique du Sud, certaines régions des États-Unis).

Les besoins en molybdène sont de 100 microgrammes par jour. On en trouve abondamment dans le germe de blé, le sarrasin, les légumineuses, le chou-fleur, la mélasse.

Indications : cancer de l'œsophage et de l'estomac.

Le germanium organique

Il présente quatre propriétés essentielles :

– activation du système immunitaire par production d'interféron, et stimulation des lymphocytes et des *natural killers* ;

– amélioration de l'oxygénation de la cellule ;

– action antioxydante par neutralisation des radicaux libres ;

– élimination des métaux lourds.

Il se prescrit sous forme de gélules dosées à 35 mg de Ge 132. (Contrairement au germanium minéral, sa toxicité est négligeable. On en trouve dans certaines espèces d'ail.)

L'AEP calcique

Ce sigle est une abréviation pour éthyl amino phosphate de calcium. Le produit est bien connu pour son rôle de protection de la cellule contre les agressions auto-immunes. Son autre rôle, peu connu, n'est pas moins essentiel : il rétablit la capacité électrostatique de la cellule diminuée en cas de cancer. Dans le cancer du sein, cette capacité passe de 18 picofarads à 8 picofarads. Dans ces conditions, l'organisme ne peut plus contrôler la multiplication cellulaire. L'AEP calcique s'oppose à cet inconvénient. Il se prescrit en gélules dosées à 350 mg, à raison de 6 à 8 gélules par jour. Les gélules doivent être gastrorésistantes.

L'orotate de calcium

Dérivée de l'acide orotique, cette substance s'avère particulièrement efficace dans les métastases osseuses. Elle doit nécessairement être associée à un peu de magnésium, afin d'éviter les nécroses cardiaques.

Elle se prescrit sous forme de gélules : orotate de calcium 450 magnésium 50, 4 à 6 gélules par jour.

L'huile d'onagre et de bourrache

Par leur contenu en acide gamma linolénique, ces huiles sont fortement soupçonnées de présenter une activité anticancéreuse [1], notamment dans le cancer du sein.

---

1. En effet, des études *in vitro* ont établi que l'huile d'onagre freine considérablement la croissance des tumeurs cancéreuses. En outre, les prostaglandines E_1, qui dérivent de l'acide gamma-linolénique, sont capables de rétablir leur caractère normal à des cellules mutées.

L'huile d'onagre se prescrit en capsules à 0,5 ml, à raison de 4 à 8 capsules par jour. Lorsque le traitement comprend également de l'orotate de calcium ou de l'AEP calcique, il faut laisser un intervalle d'au moins 2 heures entre la prise de ces derniers et l'onagre.

La lécithine de soja

Elle contient également de l'acide gamma linolénique et de la vitamine E. Sa richesse en phosphatidyl-choline en fait un émulsifiant puissant permettant de redisperser les résidus qui se déposent sur la membrane des cellules et empêchent le transport de l'oxygène vers le milieu intracellulaire.

Elle se prescrit à raison de 1 cuillerée à soupe par jour. (Sa richesse en phosphatidyl-choline est gage de son efficacité.)

L'aspirine

Elle se montre particulièrement efficace dans la prévention du cancer du côlon. Elle est soupçonnée d'être efficace également dans d'autres types de cancer. La posologie reste à préciser. On s'en tient pour l'instant à 250 mg 1 jour sur 2.

L'urée

Le 26 février 1974, le Pr Danopoulos publiait,

dans *The Lancet*, une étude relative aux propriétés anticancéreuses de l'urée.

Sous forme de poudre, elle s'est avérée efficace, notamment dans le cancer primitif du foie, et sur les cancers de la sphère ORL. Posologie : 10 à 15 g par jour.

Le Ney tumorin et le résisto-cell

Ces produits, d'origine allemande, contiennent des substances freinant le développement tumoral, appelées oncostatines. Ils sont particulièrement efficaces dans le myélome multiple.

Par exemple : Ney tumorin gouttes : 15 gouttes 3 fois par jour.

La DHEA[1] *(ou déhydroépiandostérone)*

Cette substance est nécessaire à l'organisme pour reconnaître le caractère antigénique des cellules cancéreuses.

On prescrira de préférence son précurseur le squalène chaque fois que celui-ci est indiqué. (Consulter le paragraphe relatif au squalène.)

1. La DHEA, ainsi que son précurseur le squalène, seront particulièrement indiqués lorsque le coefficient KI est bas. Celui-ci, qui fait partie des tests de Vernes et Augusti, traduit la capacité de l'organisme à reconnaître le caractère antigénique des cellules cancéreuses (valeurs normales entre 0,95 et 1,30).

Le zinc

Il joue un rôle physiologique de première importance. En cancérologie les très faibles doses (0,2 à 0,5 mg de gluconate de zinc) activent l'immunité. Les très fortes doses, 250 à 500 mg par jour, d'orotate ou d'aspartate de zinc inhibent la thymidine kinase, une enzyme indispensable à la progression tumorale. Ces très fortes doses doivent être réservées aux tumeurs de petites dimensions (moins de 2 cm^3). Sauf exception, les doses intermédiaires ne sont pas recommandées. (Du fait de ces effets contradictoires la prescription de zinc devra le plus souvent être évitée.)

L'alkyrol

Ce produit issu du foie de requin est un alkylglycerol. Il a fait l'objet d'études poussées en Suède. Il présente surtout un intérêt dans la prévention des effets secondaires de la radiothérapie.

C'est ainsi qu'il permet, quand cela est nécessaire, d'augmenter l'irradiation sans risque.

Il se prescrit en gélules, 6 à 8 gélules par jour. Commencer 10 jours avant les séances de rayons, et poursuivre le traitement pendant toute la durée de celles-ci et un mois après la fin de l'irradiation.

Les acides de Le Foll

Ils se sont avérés particulièrement efficaces

dans les tumeurs cérébrales. Ils se prescrivent sous forme de granules :

acide trichloroacétique acide tribromoacétique acide trifluoroacétique	6 CH

2 granules avant chacun des 3 repas.

Ils peuvent également s'administrer par voie intraveineuse ou en aérosolisations.

L'arbutine

Produit actif extrait de la busserole, l'arbutine active la fonction respiratoire des cellules cancéreuses. Elle est particulièrement utile dans les volumineuses tumeurs à croissance rapide. Il est recommandé de l'associer aux mandélonitriles qui ne sont efficaces que lorsque les tumeurs sont bien oxygénées.

Elle se prescrit à raison de 250 mg 2 fois par jour.

Citons encore le lycopène des tomates, qui s'avère particulièrement actif dans les cancers de la prostate, il est présent dans la spécialité Biogardol plus ®, le dihydrovaltrate extrait de la valériane du Pakistan efficace dans les grandes tumeurs, le lapacho, les iridodials de la fourmi, substances génoréparatrices actives dans les métastases hépatiques, le bol d'air Jacquier très utile pour optimiser l'oxygénation des cellules.

La liste des produits bénéfiques est encore longue. Hélas, elle dépasse le cadre de notre expérience. Il faut bien se limiter car on ne peut tout prescrire, mais nous avons la conviction pour l'avoir observé à de nombreuses reprises, que d'autres traitements devraient entrer dans notre arsenal thérapeutique. Nous nous contenterons de les citer :

– le 714 X de Gaston Naessens ;
– les physiatrons de Solomidès ;
– l'aloe vera (consulter la bibliographie) ;
– l'Essiac (consulter la bibliographie) ;
– le viscum album fermenté ;
– le rayonnement de Prioré ;
– les traitements de Beljanski ;
– les champignons shiitaké et maïtaké ;
– le thé vert ;
– le Stérinol ou moducare ;
– la cure de jus Biotta préconisée par le Dr Breuss (Nous avons observé chez un patient atteint de cancer de la prostate une guérison rapide grâce à la cure de Breuss associée à du carzodélan et d'autres thérapeutiques naturelles. En 40 jours, les PSA sont passés de 88 à 0,07 sans recours à la chirurgie, à la radiothérapie ou à la chimiothéra-

pie.) Il ne faut toutefois pas en conclure qu'un tel résultat pourrait être obtenu dans tous les cas.

Certes, les traitements conventionnels (chimiothérapie, radiothérapie, chirurgie) pourront être associés à ces traitements de terrain, notamment lorsque le volume tumoral est trop important et qu'il sera nécessaire de le réduire, mais le traitement de terrain permettra de faire usage de ces thérapeutiques à doses plus modérées, ainsi le système immunitaire sera préservé. Les traitements conventionnels ne constitueront jamais l'essentiel de la thérapeutique mais un appoint parfois nécessaire.

Les regroupements thérapeutiques

Certains produits méritent d'être associés car ils se potentialisent les uns les autres. Ainsi lorsqu'on se propose d'alcaliniser le milieu intracellulaire il est nécessaire d'utiliser le caesium ou le rubidium, mais il faut y adjoindre un certain nombre de substances qui permettent d'optimiser la pénétration de ces produits dans la cellule, notamment en libérant la membrane des déchets qui l'encombrent. En outre, il faut favoriser l'oxygénation de celle-ci.

Plusieurs méthodes peuvent être utilisées pour freiner la croissance du cancer. Nous en citerons quelques-unes parmi les plus importantes, ce sont :

– la *High pH Therapy* ;

– la thérapie enzymatique. Elle est basée sur l'idée que les cellules cancéreuses ne résistent pas à l'action des enzymes ;

– la thérapie par antioxydants ;

– l'inhibition de l'angiogenèse. Elle consiste à s'opposer à la formation des vaisseaux dans les tumeurs. Ainsi les cellules cancéreuses ne sont pas nourries et ne peuvent proliférer ;

– la privation de sodium, dont les cellules cancéreuses sont avides ;

– l'aide à la formation de « poisons » anticancéreux par les *natural killers* ;

– la destruction de l'écran de mucus avec lequel les cellules cancéreuses se protègent ;

– la thérapie génoréparatrice, qui fait usage de substances permettant de réparer les dégâts génétiques occasionnés par les virus, ou en cas de cancer ;

– la repolarisation de la membrane cellulaire, qui permet à l'organisme de mieux contrôler la croissance cellulaire ;

– la méthode de Naessens ;

– la méthode de Beljanski.

Nous envisagerons ces regroupements thérapeutiques successivement.

La High pH Cancer Therapy

Cette méthode de traitement a été mise au point par le physico-chimiste américain Keith Brewer. Les cellules cancéreuses ont un pH intracellulaire bas (entre 6,5 et 7) alors que le pH normal est voisin de 7,35. Cette particularité est due au fait que la membrane des cellules cancéreuses s'oppose à la pénétration du magnésium et du calcium dans le cytoplasme. Or ce sont ces derniers qui transportent l'oxygène vers l'intérieur. Privée ainsi d'oxygène, la cellule fonctionne en anaérobiose, il se forme de l'acide lactique qui acidifie le milieu intracellulaire. Sous l'effet d'une acidité excessive, les enzymes de la cellule deviennent toxiques et permettent le développement du cancer.

La thérapeutique du cancer à pH élevé consiste à alcalaniser le milieu intracellulaire à l'aide de caesium, de rubidium et de potassium. Au-dessus de pH 8, les cellules cancéreuses meurent. Il faut y associer de la vitamine C, qui facilite la pénétration des sels alcalins, ainsi que du sélénium et des mandélonitriles qui favorisent la capture du caesium et du rubidium par la membrane cellulaire. La vitamine A présente une activité comparable à celle de la vitamine C. Le zinc se comporte comme le sélénium, mais il doit être manipulé avec précaution. La vitamine E est également recommandée, car il s'agit d'un antioxydant puissant qui remet en circulation les atomes et molécules attachés à la membrane cellulaire.

Le caesium et le rubidium sont dépourvus de toxicité. Leur efficacité a longuement été testée chez l'animal et a fait l'objet d'études épidémiologiques dans de nombreux pays.

Le caesium doit cependant toujours être accompagné de potassium car il a tendance à déplacer le potassium du milieu intracellulaire.

En pratique :

– sirop de caesium (comprenant chlorure de caesium (art. Merk 2038) 30 g, métochlopamide 300 mg, Sorbitol 35 g, eau q.s. p 250 ml, 3 ou 4 cuillerées à café par jour) ;

– orotate de potassium 300 mg, 2 à 4 gélules par jour ;

– bêta carotène 500 à 10 %, 1 à 3 gélules par jour ;

– sélénium organique 100 µg, 1 à 3 gélules par jour ;

– vitamine E naturelle : 200 à 400 mg par jour ;

– mandélonitrile : 150 à 200 gouttes par jour en solution et 1 g sous forme solide ;

– vitamine C retard tamponnée : 3 à 10 g par jour en 2 ou 3 prises.

Cette thérapeutique est efficace sur la plupart des cancers, mais elle s'est montrée particulièrement active sur le cancer du poumon, du côlon et de la thyroïde.

Une surveillance de la kaliémie s'impose, car le caesium a tendance à déplacer le potassium.

Thérapeutique d'oxygénation du milieu intracellulaire

Cette thérapeutique agit dans le même sens que la précédente, en effet une bonne oxygénation de la cellule empêche la formation d'acide lactique dans le milieu intracellulaire, ce qui permet de maintenir le pH à une valeur normale.

Pour obtenir une bonne oxygénation du milieu intracellulaire, il est nécessaire de respirer un air pur et riche en oxygène actif, comme on en trouve en forêt ou en faisant usage du bol d'air Jacquier. Il est également nécessaire d'optimiser la pénétration de l'oxygène dans la cellule : pour cela il faut prescrire des transporteurs d'oxygène comme le calcium et le magnésium, il faut éviter de polluer la membrane cellulaire avec des produits toxiques qui se collent sur elle, empêchant la diffusion de l'oxygène, enfin il faut désencombrer cette membrane avec des produits dispersants comme la lécithine de soja, et éviter la floculation des micelles du sang à l'aide d'un ioniseur. On peut également y associer des oxygénateurs cellulaires comme le germanium.

Pour éviter les effets pervers de cette thérapeutique, il faut lui adjoindre des antioxydants tels que le sélénium, les vitamines A, C, E, la superoxyde dismutase.

En pratique :

– bol d'air Jacquier [1] ou ozonothérapie [1] ;

– orotate de magnésium 500, 1 ou 2 gélules par jour (en 2 prises matin et soir) ;

– orotate de calcium 450 magnésium 50 : 2 gélules à midi ;

– sélénium organique dosé à 100 microgrammes, 1 à 3 gélules par jour ;

– vitamine E naturelle 200 à 400 mg par jour ;

– bêta carotène 500 à 10 % : 1 à 3 gélules par jour ;

– vitamine C naturelle tamponnée à effet retard, 3 à 10 g par jour ;

– lécithine : 1 cuillerée à soupe par jour ;

– superoxyde dismutase, 50 microgrammes par jour :

– acide alpha lipoïque (Solgar), 60 à 120 mg par jour ;

– ionisation négative.

On peut y associer le germanium organique sous forme de GE 132, 50 à 150 mg par jour.

---

1. Ces deux méthodes feront vraisemblablement partie de l'arsenal thérapeutique anticancéreux à terme. Toutefois le protocole d'utilisation reste à définir. Une expérimentation est en cours. Il conviendra de s'en abstenir dans l'immédiat, car un dosage inadéquat pourrait avoir l'effet inverse de celui souhaité.

Il est clair que la *High pH Cancer Therapy* et la thérapeutique oxygénatrice agissent en synergie et peuvent être combinées (en évitant de prescrire en excès certaines substances communes aux deux thérapies).

Thérapeutique antioxydante

Elle fait usage des substances antioxydantes vues aux paragraphes précédents, aux mêmes doses.

Enzymothérapie

Elle a fait l'objet d'étude poussées à l'université de Columbia tant chez l'animal qu'en clinique humaine. Elle est basée sur l'idée que les cellules cancéreuses ne résistent pas à l'action des enzymes, contrairement aux cellules saines.

Les enzymes pancréatiques sont peu absorbées par la muqueuse digestive, elles doivent donc être injectées par voie intramusculaire ou intraveineuse.

Le Carzodélan est une préparation à base d'enzyme pancréatique qui se prescrit à raison de 1 ampoule intramusculaire 3 fois par semaine dans les formes légères, 2 ampoules 6 fois par semaine dans les cancers avancés.

La bromélaïne, extraite de l'ananas, présente une activité comparable à celle du Carzodélan, mais elle peut être absorbée par voie orale. Les gélules doivent être gastrorésistantes et doivent être prises de préférence loin des repas.

Bromélase 200 mg, 1 à 3 gélules 2 fois par jour.

L'inhibition de l'angiogenèse

Cette méthode a fait l'objet de nombreux travaux aux États-Unis ; elle utilise la propriété qu'ont certaines substances de bloquer la formation de vaisseaux irriguant les tumeurs. On utilise actuellement le Bénéfin ®, poudre de cartilage de requin, à raison de 1 g par kg de poids et par jour, en 3 prises 20 minutes avant les repas.

La squalamine extraite de l'estomac du requin est également à l'essai dans cette indication. L'endostatine semble aussi prometteuse, elle a fait l'objet de publications toutes récentes (se reporter p. 91).

La désodification

Les cellules cancéreuses sont avides de sodium. Privées de cet élément, elles dépérissent. Deux substances favorisent cette déperdition de sodium : la taurine et l'orotate de lithium. En pratique :

– taurine 500 mg : 2 gélules matin et soir ;

– orotate de lithium 50 mg : 3 à 6 gélules par jour.

L'action stimulatrice sur les globules blancs

Les globules blancs sont les fantassins du système immunitaire, ils sont indispensables pour détruire et digérer les cellules cancéreuses. Plusieurs substances participent à leur action, ce sont :

– la vitamine C ; son rôle est multiple, elle manifeste une action antioxydante, elle stimule les glandes surrénales, elle favorise la synthèse de la DHEA, hormone anticancer. L'action qui nous intéresse ici est la stimulation des globules blancs polynucléaires, dont elle augmente le nombre. Elle se prescrit à raison de 3 à 10 g par jour (sous forme de vitamine C retard tamponnée) ;

– le lithium relance la fonction de la moelle, notamment après une chimiothérapie. Il active la production de monocytes et de polynucléaires ;

– le zinc, quant à lui, stimule la production de lymphocytes, mais la prudence restreint son utilisation ;

– la vitamine D_2 est le précurseur de la tumostérone, substance utilisée par les *natural killers* pour détruire les cellules cancéreuses. Elle se prescrit à raison de 3 à 8 gouttes par jour [1] (Stérogyl ®). Les extraits de thymus favorisent la

1. En cancérologie, des doses relativement élevées peuvent s'avérer utiles. Toutefois une surveillance sera nécessaire afin d'éviter les surdosages. (Surveiller notamment la calcémie et la calciurie.)

synthèse de la tumostérone à partir de la thymostérine.

En pratique : thym uvocall Mülli : 1 ou 2 ampoules 3 fois par semaine, par voie intramusculaire ;

– le bêta carotène dissocie l'écran de mucus dont s'entourent les cellules cancéreuses pour se protéger des globules blancs.

En pratique, bêta carotène 500 à 10 % : 1 à 3 gélules par jour ;

– la bromélase (ou bromélaïne) agit de la même façon que le bêta carotène.

En pratique, bromélase 200 mg, gélules à enrobage entérique : 2 gélules vers 10 heures et 2 vers 17 heures.

Le contrôle de la multiplication cellulaire

Il est réservé à trois substances : le squalène, l'AEP calcique, la DHEA.

Le squalène et l'AEP calcique rechargent les membranes cellulaires. Cette action est indispensable afin que l'organisme puisse exercer un contrôle sur la multiplication cellulaire.

La DHEA (déhydroépiandostérone) est indispensable à l'organisme pour distinguer les cellules normales des cellules déviantes.

Notons que le squalène est également un précurseur de la DHEA.

En pratique :

– squalène : 1 à 3 cuillerées à café par jour associé à vitamine C retard 3 à 10 g par jour ;

– AEP calcique 350 mg à enrobage entérique, 4 à 8 gélules par jour.

Les substances génoréparatrices

Ce sont des substances capables de redifférencier les cellules cancéreuses, c'est-à-dire de leur faire retrouver une apparence normale. Elles favorisent la réparation des dégâts génétiques occasionnés par les virus et les rayons.

Parmi celles-ci, on reconnaît :

– l'acétaldéhyde en solution alcoolique à 2 % qui se prescrit à raison de 2 à 4 cuillerées à café par jour ;

– la benzaldéhyde : 250 mg de benzaldéhyde pure 2 fois par jour ;

– le squalène en soluté buvable : 2 ou 3 cuillerées à café par jour ;

– le bêta carotène 500 à 10 % : 2 ou 3 gélules par jour ;

– le jus de dionée se prescrit à raison de 15 gouttes 3 fois par jour.

Citons encore la DHEA, vendue en Italie sous la dénomination d'Astenile ® et le dihydrovaltrate vendu en Allemagne sous le nom de Valmane ®, les iridodials de la fourmi, les oncostatines (Ney tumorin, résistocell), etc.

Nous pouvons également mentionner les méthodes de Beljanski, de Naessens, de Solomidès, de Prioré déjà mentionnées.

Les stratégies thérapeutiques

Elles consistent en l'association de deux ou trois méthodes, voire plus, parmi celles citées au paragraphe précédent. Par exemple, *High pH Cancer Therapy* + inhibition de l'angiogenèse + action stimulatrice sur les globules blancs. Le choix de la stratégie devra tenir compte du type histologique de la tumeur, de son stade, de l'existence de métastases, etc. Voir chapitre suivant.

(Bien sûr, lorsque ces méthodes présentent des éléments communs, il faudra éviter de prescrire des substances faisant double emploi.)

THÉRAPEUTIQUE DES DIFFÉRENTS CAS DE CANCER

Généralités

Le traitement prescrit dépendra de plusieurs facteurs :

1. La gravité du processus
2. Le volume tumoral
3. Le siège de la tumeur
4. L'histologie
5. Le patient (psychologie, rigueur dans le suivi, moyens financiers).
6. Les traitements associés.

La gravité du processus

Lorsqu'il y a un doute

Par exemple, une mammographie met en évidence une opacité arrondie d'allure kystique :

– faire pratiquer une morphocristallographie ; s'il existe un facteur III BL, donner le traitement de Gernez (Colchicine ®, 1 comprimé matin et soir pendant 10 jours), y associer des antioxydants (sélénium, vitamines A, E, C), du magnésium, de l'AEP calcique, changer les habitudes alimentaires et recommander d'éviter les facteurs toxiques (voir chapitres précédents). Refaire une morphocristallographie au bout de 2 à 3 mois. S'il n'y a pas d'amélioration sensible, augmenter et compléter la thérapeutique (voir chapitres précédents) ;

– s'il existe un facteur III/IV ou IV, adresser la patiente à un chirurgien. Donner un traitement de terrain qui tiendra compte de la gravité du processus, associé à une chimiothérapie et/ou une radiothérapie légères qui respecteront le système immunitaire.

Cas grave

Il s'agit le plus souvent d'un patient ayant subi de nombreux traitements (chimiothérapie, radiothérapie, chirurgie). Malgré cela il y a récidive, et les marqueurs grimpent rapidement.

Il faut agir énergiquement en procédant de la manière suivante :

– faire une analyse juste avant le traitement :
 • marqueurs s'il y a lieu ;
 • et/ou tests de Vernes ;

– associer, par exemple,
 • *High pH Cancer Therapy* ;
 • enzymothérapie ;
 • Bénéfin ;
 • vitamine D_2 ;
 • acides de Le Foll.

Certes, cette association ne pourra s'appliquer qu'à certains types de tumeurs, en fonction de l'histologie (voir plus loin).

Après 2 mois (en moyenne), refaire les analyses pour juger de l'évolution. Si les résultats sont insuffisants, modifier la thérapeutique :

– s'il existe des métastases osseuses, associer orotate de calcium 450, magnésium 50 : 4 à 6 gélules par jour ;

– s'il existe des métastases hépatiques, associer des iridodials ; par exemple Iridomirmex ®, solution alcoolique buvable disponible en Allemagne.

Le volume tumoral

Certains traitements perdent leur efficacité lorsque le diamètre de la tumeur dépasse 2,5 ou 3 cm. Il s'agit du squalène, du bêta carotène et du jus de dionée.

La benzaldéhyde est même contre-indiquée dans les tumeurs volumineuses.

À l'opposé, le dihydrovaltrate est plus actif sur les grosses tumeurs (cela tient à sa solubilité dans les lipides). Il en est de même pour le Bénéfin ®, qui est un inhibiteur de l'angiogenèse. En effet, dans les toutes petites tumeurs le système vasculaire n'est pas formé. Certains traitements conviennent également aux petites et grandes tumeurs, par exemple, l'acétaldéhyde, en solution alcoolique à 2 %.

Le siège de la tumeur

Sauf exception, la plupart des traitements sont efficaces sur tous les types de tumeurs. Toutefois certains traitements se sont montrés particulièrement efficaces sur certains tissus. Il faudra les donner en priorité sans exclure les autres. Par exemple :

– *High pH Cancer Therapy* : cancer du poumon, du côlon, de la thyroïde. Cela n'exclut pas toutefois les autres cancers ;

– squalène + vitamine C : petites tumeurs, cancer du sein après chirurgie, cancer du côlon non invasif, et chaque fois que le rapport fer/cuivre est trop bas [1], enfin les adénocarcinomes aux stades précoces quelle que soit leur localisation ;

– AEP calcique : cancers du sein débutants et après chirurgie ;

– molybdène : cancer de l'œsophage et de l'estomac ;

– acides de Le Foll : tumeurs cérébrales ;

– benzaldéhyde : petites tumeurs, leucémie, maladie de Hodgkin, tumeurs du cerveau de petite dimension, métastases du cancer de l'estomac ;

– acétaldéhyde à 2 % : cancer de la prostate, mélanome, cancers du cerveau, grandes tumeurs ;

– aspirine : cancer du côlon ;

– urée : cancer primitif du foie ;

– glutathion : cancer primitif du foie ;

– iridodials : cancer secondaire du foie ;

– Lycopène : cancer de la prostate ;

– dihydrovaltrate : cancer du rein, grosses tumeurs ;

1. Le rapport fer/cuivre est un bon indice de suivi du cancer, ses valeurs normales se situent entre 0,70 et 1,30.

– Ney tumorin : myélome ;
– DPG : leucémie, cancer du rein, cancer de la vessie, cancer du pancréas, mélanome, myélome ;
– BCG : cancer de la vessie ;
– bromélaïne : cancer de l'ovaire ;
– bromélaïne et papaïne + pancréatine : leucémie ;
– bêta carotène : petites tumeurs, cancer du poumon, etc. ;
– jus de dionée : augmente l'efficacité du caesium, réduit les effets secondaires de la radiothérapie, est efficace sur les adénocarcinomes de petites dimensions (sauf pour le sein), sur les leucémies et les lymphomes ;
– l'alkyrol : protège contre les effets secondaires de la radiothérapie ;
– le Bénéfin : efficace dans les tumeurs solides vascularisées.

L'histologie

Les adénocarcinomes

Ce sont des cancers glandulaires. Selon Hans Nieper, ils seraient généralement induits par le virus herpès. Ils touchent le col de l'utérus, l'ovaire, la prostate, l'anus, le pancréas, le rein, le poumon, le rhino-pharynx et l'intestin.

Ils réagissent bien à l'association squalène + vitamine C et au jus de dionée. (Toutefois ces traitements ne sont réellement efficaces que sur des tumeurs de petites dimensions.)

Certes, bien que jouant un rôle important, ces thérapies n'excluent pas les autres thérapeutiques. Elles sont rarement suffisantes à elles seules.

Les sarcomes

Ce sont des tumeurs difficiles à contrôler. On aura intérêt à les traiter énergiquement en associant plusieurs des thérapeutiques mentionnées aux chapitres précédents, parmi lesquelles la *High pH Cancer Therapy*, le cartilage de requin, l'orotate de lithium 50 mg (à raison de 3 à 6 gélules par jour), la benzaldéhyde semblent doués d'une bonne efficacité.

Notons également l'intérêt d'une préparation à base de Rumex acetosa : l'Essiac. Elle permit la guérison du fils de Ted Kennedy atteint d'un sarcome de la jambe. Voir bibliographie, chapitre « Pour compléter son information ».

Les leucémies

Elles réagissent bien à l'enzymothérapie, par exemple :

– bromélase 200 mg, papaïne 100 mg, pancréatine 50 mg, gélules à enrobage entérique ;

– ou Carzodélan injectable ;
– au DPG, aux gamma-globulines ;
– aux extraits de thymus, à la benzaldéhyde, au jus de dionée. Ce qui n'exclut pas les autres thérapeutiques. Il est connu que la chimiothérapie et la radiothérapie ont nettement amélioré le pronostic des leucémies. Les traitements de terrain permettent d'en augmenter encore cette efficacité tout en réduisant les doses.

Les myélomes

Ils sont particulièrement sensibles au DPG et au Ney tumorin ®. Mais ces traitements devront le plus souvent être associés à d'autres thérapeutiques moins spécifiques.

Le lymphome de Hodgkin

Comme les leucémies, le lymphome de Hodgkin a vu son pronostic bien amélioré par la radiothérapie et la chimiothérapie. Cependant nous pouvons espérer des résultats encore meilleurs si l'on y associe les traitements de terrain suivants ; benzaldédyde, bêta carotène, gamma-globulines, vitamine D_2, extraits de thymus, enzymes, jus de dionée.

Les lymphomes

Ils réagissent bien au jus de dionée, au DPG et au SLMG du Dr Tubéry (ce dernier devant être réservé aux lymphomes de bas grade). Certes, ces traitements ne pourront pas à eux seuls s'avérer suffisants, et des thérapeutiques moins spécifiques devront y être associées.

Gliomes et astrocytomes

Les acides de Le Foll, la benzaldéhyde ou l'acétaldéhyde s'avèrent particulièrement efficaces dans ce type de tumeurs, en association avec d'autres thérapeutiques.

Mélanomes

Sont recommandés l'acétaldéhyde à 2 %, le DPG et le jus de dionée dans ce type de tumeurs.

Métastases

• Métastases du cancer de l'estomac : benzaldéhyde.

• Métastases de différents cancers touchant l'os : orotate de calcium 450, magnésium 50.

• Métastases de différents cancers touchant le foie : iridodials.

Ces traitements seront ajoutés, s'il y a lieu, à ceux de la tumeur primitive.

Le patient

Tenir compte de sa psychologie, envisager si nécessaire une cure psychologique type Simonton ou Hammer.

S'enquérir également de la rigueur de la prise des traitements. (Les moyens financiers du patient sont parfois un obstacle à cette rigueur, il faudra tenter de motiver le patient en lui montrant l'importance de l'enjeu.)

Traitements associés

Les traitements de terrain seront souvent prescrits en association avec des thérapeutiques de médecine conventionnelle. Ils permettront de réduire les doses de ces dernières et ainsi de diminuer leur toxicité. Il est sage de s'associer à une équipe de cancérologie conventionnelle, et de discuter avec elle des protocoles de traitement. Certaines équipes acceptent aujourd'hui de réduire les doses des traitements orthodoxes, lorsque ceux-ci sont associés à un traitement de terrain.

En cas de radiothérapie, il sera toujours indiqué d'associer de l'Alkyrol (6 à 8 gélules par jour) en commençant 10 jours avant les rayons, et en poursuivant le traitement un mois après la fin de la cure. Le jus de dionée est également recommandé dans cette indication ainsi que le lithium.

Étude cas par cas

Nous nous proposons dans ce chapitre de présenter au lecteur un certain nombre de suggestions thérapeutiques basées sur notre expérience. Dans chacun des exemples proposés, priorité sera donnée à des traitements ayant fait leur preuve dans le type de cancer dont il sera question. Il est bien entendu cependant que cela n'exclura pas les autres thérapeutiques. En outre, les traitements proposés pourront être modulés en fonction des données de la clinique ou des examens complémentaires effectués.

Il faudra tenir compte de l'état du système immunitaire, des traitements antérieurs subis, de l'âge du malade, de son alimentation, des facteurs géopathogènes auxquels il est soumis, de sa psychologie et de son mode de vie, du volume tumoral, de son type histologique, de son évolutivité, etc.

Il sera toujours indiqué de faire précéder le traitement d'analyses (effectuées dans les jours qui précèdent la mise en route de la thérapeutique), afin de pouvoir juger des progrès accomplis. Suivant les cas on fera usage du dosage des marqueurs, ou des tests de Vernes, ou de l'ensemble des deux. D'autres tests sont utiles, mais il n'est pas toujours autorisé d'y avoir recours pour des raisons difficiles à justifier.

Un contrôle pourra être effectué dans un délai plus ou moins long suivant le type de tumeur. Ce délai est le plus souvent de l'ordre de 2 mois. Si les tests objectivent une nette régression du processus tumoral, alors cela signifie que le choix de la thérapeutique proposée était le bon, il faudra le poursuivre pendant de nombreux mois tout en effectuant des contrôles tous les 2 ou 3 mois environ. Si après plusieurs contrôles on observe une stabilisation, alors on pourra tenter une réduction très progressive de la thérapeutique, en demeurant cependant très prudent. Les contrôles pourront alors être espacés de 3 mois, de 4 mois, voire de 6 mois. Mais il faut être bien conscient qu'une surveillance devra être poursuivie toute la vie, et que les mesures concernant le mode de vie devront être maintenues.

En outre, un traitement d'entretien sera fortement recommandé afin d'éviter les récidives. Le traitement de Gernez devra également être mis en œuvre au moins une fois par an.

Procédons donc à l'étude cas par cas proprement dite.

Cancer du sein

1. S'il s'agit d'une petite tumeur bien limitée, sans extension ganglionnaire ayant fait l'objet d'une exérèse totale, mettre en route le traitement tout de suite après la chirurgie,

– squalène : 2 cuillerées à café par jour ;

– vitamine C retard tamponnée : 3 à 10 g par jour ou vitamine C orthomolecular nutrition, 1 comprimé de 400 mg matin et soir ;

– AEP calcique 350 mg à enrobage entérique : 6 à 8 gélules par jour ;

– orotate de magnésium 500 mg : 1 gélule par jour ;

– antioxydants :
  - sélénium organique 100 microgrammes, 2 gélules par jour ;
  - bêta carotène 500 à 10 % 1 gélule par jour ;
  - vitamine E naturelle 200 mg matin et soir ;

– Stérogyl ® : 4 à 6 gouttes par jour ;

Si nécessaire, chimiothérapie et/ou radiothérapie à doses modérées. En cas de tumeur hormonodépendante, ajouter du tamoxifène [1], 20 à 30 mg par jour.

---

1. Cette prescription se discute car le tamoxifène peut induire à long terme des tumeurs de la sphère génitale. Elle

2. S'il s'agit d'une tumeur ayant récidivé plusieurs fois, mal contrôlée par les traitements classiques avec parfois élévation sensible du CA 15-3 :

– *High pH Cancer Therapy* ;

– Carzodélan injectable, 2 ampoules par jour en intramusculaires 5 jours sur 7 ou bien bromélase 200 mg, gélules à enrobage entérique, 2 gélules à 11 heures et 2 à 17 heures, AEP calcique (gélules à enrobage entérique), 6 à 8 par jour, orotate de magnésium 500, 2 gélules par jour ;

– Stérogyl ® : 4 à 8 gouttes par jour ;

acide trichloroacétique
acide tribromoacétique } 6 CH
acide trifluoroacétique

2 granules avant chacun des 3 repas.

– antioxydants ;

– voire cartilage de requin (Bénéfin ®) sous forme de poudre, 1 g par kg de poids et par jour, en 3 prises, 20 minutes avant les repas.

Par exemple, pour une personne de 54 kg,

---

présente cependant un intérêt car elle freine la stimulation hormonale des cellules cancéreuses. Une prescription de courte durée (quelques mois à 1 an) semble cependant dénuée de risques. Il faudra dans chaque cas en évaluer les avantages et les inconvénients.

prendre 18 g de poudre 20 minutes avant chacun des 3 repas. Juger de l'évolution des cancers du sein sur le dosage des CA 15-3, des ACE et les tests de Vernes. User de la mammographie avec modération.

Cancer du poumon

1. S'il s'agit d'une petite tumeur :

a) dans le cas d'un adénocarcinome :

– squalène : 2 cuillerées à café par jour ;

et/ou jus de dionée : 15 gouttes 3 fois par jour ;

– vitamine C retard tamponnée : 3 à 10 g par jour ;

– *High pH Cancer Therapy* ;

– Stérogyl ® : 4 à 6 gouttes par jour ;

– acides de Le Foll :

acide trichloroacétique	6 CH
acide tribromoacétique	
acide trifluoroacétique	

2 granules avant chacun des 3 repas et en aérosols ;

– orotate de magnésium 500 mg : 1 gélule par jour ;

– si nécessaire traitements conventionnels à doses mesurées.

b) dans le cas d'un carcinome :

– *High pH Cancer Therapy* ;

– Stérogyl ® : 4 à 6 gouttes par jour ;

– acides de Le Foll :

acide trichloroacétique
acide tribromoacétique
acide trifluoroacétique } 6 CH

2 granules avant chacun des 3 repas et en aérosols ;

– enzymothérapie (Carzodélan ou bromélase papaïne) ;

– orotate de magnésium 500 mg : 1 gélule par jour ;

– traitements conventionnels mesurés.

2. S'il s'agit d'un stade avancé mal contrôlé par les traitements conventionnels :

– *High pH Cancer Therapy* ;

– Carzodélan (2 ampoules injectables par jour, 5 jours sur 7) ;

– Stérogyl ® : 4 à 8 gouttes par jour ;

– acides de Le Foll 6 CH ; même traitement que pour les petites tumeurs, en granules et en aérosols.

– orotate de magnésium 500 mg : 1 gélule par jour ;

– cartilage de requin (Bénéfin) 1 g par kg de poids et par jour en 3 prises, 20 minutes avant les repas ;

– traitements conventionnels mesurés.

Cancer des intestins

Même traitement que pour le cancer du poumon. Y associer aspirine. Par exemple, Aspégic ® ou Catalgine 250 ® : 1 sachet tous les 2 jours ou tous les jours après les repas.

• S'il s'agit d'un adénocarcinome :

Le squalène + vitamine C et le jus de dionée se montrent particulièrement efficaces.

• Pour le cancer du poumon et des intestins, juger de l'évolution sur les ACE et les tests de Vernes, et les examens classiques si nécessaire.

Cancer de la thyroïde

Même chose que pour le cancer du poumon [1].

Juger de l'évolution sur les ACE, les tests de Vernes et la thyroglobuline, pour les cancers papillaire et folliculaire, et sur la calcitonine pour les cancers médullaires (N < 100 pg/ml).

1. Il faut cependant éviter le bêta carotène et le remplacer par de la vitamine A chaque fois qu'il existe un trouble de la fonction thyroïdienne.

Cancer du rectum

Même traitement que pour le cancer des intestins. Faire cesser la consommation de bière.

Cancer de la prostate

L'évolution de ce cancer sera jugéc sur le dosage des PSA (N < 4) et PAP (N < 3) et l'échographie.

L'élévation des PAP témoigne souvent de l'existence de métastases osseuses. Il faut alors faire une scintigraphie osseuse pour s'en assurer.

• S'il s'agit d'une petite tumeur non métastasée chez une personne de 70 ans, le traitement comprendra :

– acétaldéhyde à 2 % : 2 à 4 cuillères à café par jour ;

– Biogardol plus : 2 comprimés par jour ;

– squalène : 2 à 3 cuillères à café par jour (toujours associé à la vitamine C) et/ou jus de dionée : 15 gouttes 3 fois par jour ;

– selenium organique 100 microgrammes, 2 gélules par jour ;

– Stérogyl ® : 4 à 6 gouttes par jour.

Si nécessaire, y associer *High pH Cancer The-*

rapy et/ou bénéfin. Juger de l'évolution sur les PSA, les PAP et l'échographie effectués à intervalles rapprochés. L'opportunité de la chirurgie sera appréciée au vu de ces résultats.

• S'il s'agit d'un stade avancé avec gêne fonctionnelle et élévation importante des PSA, le plus souvent il faudra avoir recours à la chirurgie. Y associer le même traitement que pour les petites tumeurs.

Y adjoindre si nécessaire :

– *High pH Cancer Therapy* ;

– enzymothérapie :

• jus de dionée : 15 gouttes 3 fois par jour ;

• bénéfin (à éviter en période chirurgicale, interrompre 3 jours avant la chirurgie et 15 jours après la fin de celle-ci (sauf contre-indications).

• S'il existe des métastases osseuses, la règle est de ne pas opérer. Un traitement hormonal est généralement prescrit, souvent associé à la radiothérapie. Le traitement sera le même que précédemment avec en plus :

– orotate de calcium 450, magnésium 50 : 4 à 6 gélules par jour ;

– en accompagnement de la radiothérapie, associer Alkyrol : 6 à 8 gélules par jour, commencer 10 jours avant la radiothérapie et poursuivre 1 mois après celle-ci. (Éviter le Bénéfin pendant la radiothérapie.)

• NB. La cure de jus Biotta du Dr Breuss associée au carzodélan et à d'autres thérapeutiques naturelles a permis la régression spectaculaire, en 40 jours, d'un cancer de la prostate.

Cancer du pancréas

Faire précéder le traitement par le dosage des CA 19-9 et éventuellement des tests de Vernes. Il s'agit en général d'un cancer exigeant une forte mobilisation. Utiliser toute la panoplie et refaire le dosage des CA 19-9 au bout de 3 semaines à 1 mois.

La DPG est souvent efficace et fait baisser les CA 19-9, à condition de le prescrire à raison de 6 gélules par jour pendant les 3 semaines séparant les 2 dosages.

Cancer du larynx

Le Carzodélan s'est montré très efficace dans ce type de cancer.

L'association :

– *High pH Cancer Therapy* ;

– Carzodélan : 2 ampoules injectables par jour 5 jours sur 7 ;

– Stérogyl ® : 4 à 8 gouttes par jour ;

– Bénéfin ® (cartilage de requin : 1 g par kg de poids et par jour en 3 prises, 20 minutes avant les repas ;

– orotate de magnésium 500 : 2 gélules par jour ;

– éventuellement acides Le Foll en 6CH et urée, a permis une régression très importante de tumeurs dans certains cas difficiles. Après plusieurs années, les sujets traités se portent bien. D'autres traitements peuvent y être associés, sans oublier la chirurgie et les traitements conventionnels prescrits à doses mesurées.

Cancer de l'utérus

Il s'agit en général d'adénocarcinomes.

Lorsque l'on est confronté à un stade précoce, associer :

– squalène : 2 ou 3 cuillerées à café par jour ;

– et/ou jus de dionée : 3 fois 15 gouttes par jour ;

– vitamine C retard tamponnée : 3 à 8 grammes par jour (toujours associée au squalène) ;

– Stérogyl ® : 4 à 8 gouttes par jour ;

– antioxydants ;

– orotate de magnésium 500 : 2 gélules par jour ;

– acides Le Foll :

acide trichloroacétique
acide tribromoacétique } 6 CH
acide trifluoroacétique

2 granules avant chacun des 3 repas.

En cas de tumeur invasive, associer :

– *High pH Cancer Therapy* ;

– enzymothérapie (Carzodélan : 2 ampoules par jour 5 jours sur 7).

– Stérogyl ® : 4 à 8 gouttes par jour ;

– Bénéfin : 1 g par kg de poids et par jour en 3 prises ;

– orotate de magnésium 500 : 1 à 2 gélules par jour ;

– acides de Le Foll (même dosage que précédemment) ;

– traitements conventionnels effectués avec mesure.

Cancer de l'ovaire

La cancérologie conventionnelle utilise le Taxol dans cette indication avec d'assez bons résultats.

On y associera avec intérêt les enzymes sous forme de : bromélase 200 mg, papaïne 100 mg : 2 gélules du mélange à 11 heures et 2 à 17 heures, qui ont également fait preuve d'efficacité dans cette indication. Il sera le plus souvent nécessaire d'associer d'autres thérapeutiques telles que squalène + vitamine C, *High pH Cancer Therapy*, etc.

Suivre l'évolution en dosant le marqueur CA 125 (N < 25) et/ou les tests de Vernes.

Cancer du cerveau

Il peut s'agir de glioblastomes ou d'astrocytomes. Ils réagissent bien à la benzaldéhyde ou à l'acétaldéhyde et aux acides de Le Foll. Si le diamètre tumoral dépasse 2 cm, donner :

– acétaldéhyde à 2 % : 2 à 6 cuillerées à café par jour ;

acide trichloroacétique
acide tribromoacétique } 6 CH
acide trifluoroacétique

2 granules avant chacun des 3 repas.

Si le diamètre tumoral est inférieur à 2 cm, remplacer l'acétaldéhyde par la benzaldéhyde :

– benzaldéhyde pure : 250 mg matin et soir.

Associer la taurine pour combattre les œdèmes et chasser l'excès de sodium :

– taurine 500 : 2 capsules matin et soir.

Il faudra souvent y associer du Cortancyl :

– Cortancyl 20 : 2 ou 3 comprimés par jour,

voire plus au début. Réduire progressivement les doses dès que l'amélioration le permet.

En cas de radiothérapie, associer Alkyrol, 2 gélules 3 fois par jour en commençant 10 jours avant la radiothérapie et en poursuivant 1 mois après la fin de celle-ci.

D'autres traitements devront le plus souvent être associés aux précédents :

– *High pH Cancer Therapy* ;
– enzymothérapie ;
– Bénéfin, etc.

aux mêmes doses que pour les autres cancers.

Cancer de la vessie

Se sont montrés particulièrement efficaces dans ce type de cancer :

– le BCG, intravésical qui doit être administré dans un service spécialisé (par exemple service d'urologie de l'hôpital de Bicêtre à Paris) ;

– le DPG du Dr Tubéry, prescrit à raison de 2 gélules dosées à 1 mg, 3 fois par jour, 10 jours par mois.

Pour plus d'efficacité, on y ajoutera d'autres traitements moins spécifiques mais tenant compte de l'histologie, du volume tumoral et des différents facteurs étudiés aux chapitres précédents.

Cancer du rein

Comme pour le cancer de la vessie, le DPG du Dr Tubéry s'avère efficace à raison de 2 gélules 3 fois par jour, 10 jours par mois.

Un produit allemand : le dihydro valtrate (commercialisé sous le nom de Valmane ®), extrait de la valériane du Pakistan, a également fait ses preuves, surtout dans les grandes tumeurs.

S'il s'agit d'un adénocarcinome à un stade précoce, on pourra y ajouter :

– squalène : 2 ou 3 cuillerées par jour ;

– et/ou jus de dionée : 15 gouttes 3 fois par jour ;

– vitamine C retard tamponnée : 3 à 10 grammes par jour (toujours associée au squalène).

On y adjoindra des traitements moins spécifiques.

Leucémie

La leucémie est l'une des formes de cancer ayant le plus bénéficié des progrès de la chimiothérapie. On aura donc généralement recours à celle-ci. Cependant, il existe une gamme de substances naturelles permettant d'optimiser les effets de la chimiothérapie tout en en réduisant les doses (et donc la toxicité). Parmi les plus actifs, citons l'association :

– bromélase 200 mg
– papaïne 100 mg
– pancréatine 50 mg

} gélules à enrobage entérique, 2 gélules vers 11 heures et 2 vers 17 heures ;

– ou Carzodélan injectable ;

– le DPG : 6 gélules (dosées à 1 mg) par jour, 10 jours par mois ;

– les gamma-globulines : 2 ou 3 injections intramusculaires par semaine ;

– la benzaldéhyde : 250 mg matin et soir de benzalhédyde pure ;

– les extraits de thymus : par exemple Thym uvocall Mülli : 1 ampoule injectable 3 fois par semaine ;

– le squalène : 2 ou 3 cuillerées à café par jour avec vitamine C retard tamponnée : 3 à 10 g par jour ;

– et/ou le jus de dionée : 15 gouttes 3 fois par jour.

D'autres traitements pourront y être associés mais pas le cartilage de requin qui est inefficace dans les cancers du sang.

La leucémie aiguë à promyélocytes réagit fort bien à l'isomère tout trans de l'acide rétinoïque.

Myélome ou maladie de Kahler

Il s'agit d'une forme de gammapathie monoclonale caractérisée par une vitesse de sédimentation très élevée, autour de 100, la présence fréquente de plasmocytes dans le sang, des géodes osseuses. Il s'y accompagne généralement un syndrome douloureux au niveau des os.

Sont efficaces :

– le Ney tumorin : 15 gouttes 3 fois par jour ;

– le DPG : 6 gélules par jour 10 jours par mois.

Y associer des traitements moins spécifiques. L'évolution sera jugée sur l'électrophorèse, sur la vitesse de sédimentation et sur la plasmocytose.

Mélanomes

Ils réagissent bien à l'acétalhédyde alcoolique à 2 % à raison de 2 à 4 cuillerées à café par jour, au DPG : 2 gélules 3 fois par jour, 10 jours par mois, et au jus de dionée : 15 à 20 gouttes 3 fois par jour.

+ traitements moins spécifiques.

Lymphomes

Le jus de dionée s'est montré efficace sur la

plupart des lymphomes, à raison de 15 à 20 gouttes 3 fois par jour.

Le SLMG du Dr Tubéry est efficace sur les lymphomes de bas grade, 6 à 8 gélules par jour.

Y associer des traitements moins spécifiques.

Cancer de l'œsophage et de l'estomac

Le molybdène à raison de 100 à 200 microgrammes par jour joue certainement un rôle important dans la guérison de ce cancer. En effet, la maladie est beaucoup plus répandue dans les populations consommant une nourriture pauvre en cet oligo-élément.

Le molybdène devra être inclus dans une stratégie d'ensemble, comprenant notamment de la taurine : taurine 500, 2 gélules matin et soir. Éviter de consommer une alimentation trop chaude et trop salée et les produits fumés.

Cancer primitif du foie

Les thérapeutiques les plus efficaces dans ce type de tumeur sont :

– urée : 5 g 2 à 3 fois par jour ;
– glutathion : 75 à 150 mg par jour ;
– jus de dionée : 15 à 20 gouttes 3 fois par jour.

COMPLÉMENTS

La cinétique des cellules cancéreuses

La cinétique des cellules cancéreuses est un processus qu'il est indispensable de comprendre pour optimiser l'efficacité des traitements anti-cancéreux.

Tout d'abord, nous nous proposons d'étudier cette cinétique en supposant qu'elle ne rencontre aucun obstacle. Pour les raisons que nous avons passées en revue aux chapitres précédents, une cellule devient cancéreuse ; elle va ensuite se diviser pour donner 2 cellules filles, qui se diviseront à leur tour en 4, puis 8, puis 16 cellules, et ainsi de suite. Le nombre des cellules croît ainsi régulièrement suivant un rythme qui dépend de la nature de la tumeur. Toutefois une notion essentielle doit nous servir de guide : le pourcentage de cellules cancéreuses nouvelles formées par unité de temps demeure constant. Ce résultat est d'une grande importance car il nous enseigne que la progression de la tumeur, d'abord très lente dans les tous premiers stades, va devenir de plus en plus rapide par la suite.

Un exemple nous fera mieux comprendre : soit une tumeur constituée de 1 million de cellules (cela représente un volume inférieur à une tête d'épingle). Supposons que cette tumeur croisse de 1/10 de sa valeur tous les mois, cela implique qu'au bout d'un mois il y aura 100 000 cellules cancéreuses supplémentaires.

Lorsque cette tumeur sera composée de 1 milliard de cellules (ce qui représente environ 1 cm^3 de volume), sa croissance sera de $10^9 : 10 =$ 100 millions de cellules cancéreuses supplémentaires au bout d'un mois.

Dans le premier exemple, pour combattre la tumeur et réduire son volume, le système de lymphocytes devra détruire plus de 100 000 cellules en un mois, ce qui est généralement possible lorsque les défenses immunitaires sont conservées. Dans le second cas, il lui faudra détruire plus de 100 millions de cellules en un mois, ce qui devient extrêmement difficile.

Même lorsque le système immunitaire est légèrement déficient, une aide extérieure, même modeste, pourra lui permettre de venir à bout de la petite tumeur, mais pour détruire 100 millions de cellules il aura besoin d'une aide beaucoup plus conséquente et de moyens plus lourds.

La thérapeutique de Gernez et la prescription d'antioxydants et de magnésium suffiront généralement dans le premier cas. Dans l'autre, il faudra avoir recours à un traitement de terrain bien plus important, associé généralement à des traitements conventionnels. Ces derniers, même prescrits avec mesure, ne sont pas sans danger pour le système immunitaire, mais on sera le plus souvent contraint d'y avoir recours afin de réduire le volume tumoral.

Cet exemple illustre l'importance des moyens de diagnostic précoce et des traitements préventifs prescrits chez toutes les personnes à risques.

Pour ceux qu'intéresse une description plus mathématique du processus, désignons par n le nombre de cellules cancéreuses constituant la tumeur au temps t. Soit dn le nombre de nouvelles cellules formées dans l'intervalle de temps dt.

Le pourcentage de cellules formées par unité de temps est donc :

$$\frac{\frac{dn}{n}}{dt}$$

Ce taux est constant. Désignons-le par k. Nous avons :

$$\frac{\frac{dn}{n}}{dt} = k$$

$$\frac{dn}{n} = k\,dt$$

$$\text{Log } n = kt + c$$

$$\text{d'où } n = e^{kt + c} = e^{c}\, e^{kt}$$

À l'instant initial (t = 0) n est égal au nombre initial de cellules n_0. D'où $n = n_0\, e^{kt}$

Or à l'instant initial, il n'y a qu'une cellule cancéreuse. Donc pour t = 0, on a $n = n_0 = 1$.

Par conséquent la cinétique d'une tumeur cancéreuse en l'absence d'obstacle prend la forme :

$$n = e^{kt}$$

Il s'agit d'une exponentielle croissante. La croissance d'une telle fonction est très lente au début. Elle devient de plus en plus rapide à mesure que le temps passe[1].

1. Si, au lieu de partir de l'instant initial, on part de l'instant t où $n = N_0$, on a $n = N_0 e^{kt}$, et en cas de décroissance tumorale $n = N_0 e^{-kt}$.

Certes, dans la pratique, il faudra tenir compte de différents facteurs qui influencent le développement tumoral. Nombre de ces facteurs ont été étudiés dans les chapitres précédents : il s'agit notamment du taux de sodium intracellulaire, de l'angiogenèse, de la polarisation de la membrane cellulaire, de l'oxygénation de la cellule, du pH intracellulaire, de l'importance de l'écran de mucus qui protège les cellules cancéreuses, du nombre de *natural killers* et de leur contenu en tumostérone, etc.

En agissant sur ces facteurs, on modifie la constante k et on freine ainsi la croissance tumorale. Lorsque $k = 0$, la tumeur demeure stable. Cela signifie, qu'avec l'aide du traitement, on détruit autant de cellules qu'il s'en forme quotidiennement. Dans ce cas, le patient peut vivre longtemps avec sa tumeur, sans en être incommodé.

Si l'on parvient à détruire plus de cellules qu'il ne s'en forme, alors k devient négatif, et le volume tumoral se met à décroître. Il faudra poursuivre un traitement de nombreux mois (voire des années), jusqu'à ce que le volume tumoral soit suffisamment réduit pour que l'organisme puisse prendre le relais et terminer le travail. Toutefois un traitement d'entretien devrait être poursuivi toute la vie. (Certes le schéma mathématique que nous venons de décrire ne représente qu'approximativement la réalité complexe, mais sa valeur pratique est indéniable.)

Compléments sur la carcinogenèse selon A. Keith Brewer

Des recherches approfondies en laboratoire ont permis à l'éminent physico-chimiste américain A. Keith Brewer d'établir les faits suivants.

Toutes les membranes cellulaires sont composées de 70 % à 90 % de lipides, dont 90 % sont des phospholipides. Le phosphore est largement présent sous la forme de radicaux P = 0. Ceux-ci, disposés en couches, sont de bons donneurs d'électrons dans l'état fondamental, et de puissants donneurs d'électrons à l'état excité.

Pour de forts accepteurs d'électrons tels que K^+, Rb^+ et Cs^+, la capacité de donneur d'électrons de P = 0, dans l'état fondamental, suffit à attirer les ions dans le gradient de la membrane. En revanche, les ions Ca^{++} et Mg^{++} ne peuvent traverser la membrane que si P = 0 est à l'état excité.

Or, cette excitation peut être bloquée par la présence de radicaux polaires en contact avec

P = 0, ou par la présence de grosses molécules attachées à la membrane cellulaire. Les plus aptes à effectuer ce blocage sont les grosses molécules polycycliques présentant des radicaux polaires.

Dans ce cas, le glucose, qui est transporté par les ions K^{+}, peut pénétrer dans le milieu intracellulaire, mais l'oxygène, qui est transporté par les ions Ca^{++} ou Mg^{++}, ne le peut.

En l'absence d'oxygène, le glucose se transforme, par fermentation, un acide lactique, le pH intracellulaire va alors décroître, atteignant des valeurs inférieures à 7 (entre 6,5 et 7), la séquence acide-base de l'ADN est changée, et l'ARN n'est plus formé dans la cellule. En conséquence, la cellule perd son mécanisme de contrôle.

En outre, cette chute du pH, transforme les enzymes lysosomiales en toxines acides puissantes qui accentuent le phénomène.

Une tumeur consiste en une couche de cellules vivantes entreprenant une multiplication incontrôlée, entourant une masse de cellules mortes, tuées par les toxines acides. Sa formation est favorisée par des composés polycycliques, avec molécules polaires, présents dans la fumée de tabac, par des polluants chimiques de l'environnement, par la viande brûlée, etc.

La *High pH Cancer Therapy* est basée sur le fait que lorsque le pH intracellulaire approche 8, les mitoses cessent, et la vie de la cellule ne peut se poursuivre. De plus les enzymes toxiques sont neutralisées.

Cette thérapeutique est dépourvue de toxicité. La dose efficace de chlorure ou de carbonate de caesium varie entre 3 g et 5 g, alors que la dose toxique est de l'ordre de 135 g. Il faut cependant surveiller la kaliémie.

BIBLIOGRAPHIE

Les références bibliographiques qui suivent sont données dans le même ordre que le plan de l'ouvrage.

Introduction

La Révolution silencieuse de la médecine, Joseph Lévy, éditions du Rocher.

Dictionnaire de la médecine écologique, Joseph Lévy, éditions du Rocher.

Cancer, découvertes en péril, Simone Brousse, éditions du Dauphin.

Bailar J. C. et Smith E. M. Progress against cancer, *New England Journal of Medicine*, 314, 1986, p. 1226.

Cancer, la science en échec, Laurent Schwartz, « *La Recherche* », n° 284, février 1996.

Mécanisme de la cancérogenèse

La cancérogenèse selon Brewer

Liste des articles de A. Keith Brewer : A Keith Brewer Librairy, Admiral Ruge Archives, Richland Center WI 53581 États-Unis, Tel. 00 1 60 86 47 65 13.

La théorie de René Jacquier

- Laboratoire SNDG Tonyx
  3, le Chemin bas
  79230 Mougon France
  Tél. 05 49 05 92 35

- Laboratoire Holiste
  71110 Artaix
  Tél. 03 85 25 29 27

Tous les espoirs de guérir tome 2, p. 296, Jean Palaiseul, éditions J'ai lu.

De l'atome à la vie, René Jacquier, éditions Amphora, Paris.

La théorie de Popp

Biologie de la lumière, Fritz A. Popp, éditions Pietteur, Liège, Belgique.

La théorie de Hamer

Genèse du cancer, Dr Ryke Geerd Hamer, édité par l'ASAC, 29, bd Gambetta, 73000 Chambéry, France.

La théorie de Beljanski

La santé confisquée, Monique et Mirko Beljanski, éditions Cie 12, 1989.

La théorie de Gaston Naessens

Revue *Médecine nouvelle*, juillet, août, septembre 1990, p. 40, 6, rue Jean Leclaire, 75017 Paris.

La Vie et les tribulations de Gaston Naessens, Christopher Bird, Les Presses de l'Université de la personne Inc, 2, bd Desaulniers, Saint-Lambert, Québec.

Autres théories

Révélation en médecine et santé, Dr H. Nieper, Office international de librairie, 30, avenue Marnix, Bruxelles, 1993.

Revolution in Medizin und Gesundheit, Dr H. Nieper, Mit Verlag, Oldenburg.

Le diagostic

Le diagnostic précoce

- Introduction à la morphocristallographie, par H. Bercy, Laboratoire de morphocristallographie

Fondation A. de Rotschild
25-29, rue Manin, 75940 Paris Cedex 19
Tél. 01 48 03 65 01

- Test métabolique sanguin (Jacquier, Heitan, Lagarde). Consulter le périodique *Médecines nouvelles*, n° 1.
  Consulter les ouvrages du Dr Philippe Lagarde.
  Tout savoir sur le cancer, éditions P.-M. Favre, 1997.
  Mon combat singulier contre le cancer, éditions Laffont, 1992.

- Hémotest de Mattei
  Consulter *Initiations aux thérapeutiques naturelles*, Dr Antoine Claris, éditions Lehning, p. 293.

- Bioélectronique de Vincent
  La Bioélectronique et les mystères de la vie, Dr Pierre Bressy, éditions Le Courrier du Livre, 21, rue de Seine, 75006 Paris.
  Médecines nouvelles, n° 46, mars 1989.

- Test de Sklénar
  Consulter *Le Champignon de longue vie, combucha*, Rosina Fashing, Verlag Ennsthaler, Diffusion Bonneterre.

- Test de Pinel

  Consulter *Fondements de la biologie mathématique non statistique*, Émile Pinel, éditions Maloine, Paris.

- Test de Naessens (test FCK)

  Consulter *Médecines nouvelles*, juillet-août, septembre 1990, p. 49.

- Test aux algues

  Consulter les biologistes Bonninghoff et Möller à l'université de Heidelberg, Allemagne.

- Le test de Beljanski

  La santé confisquée, Monique et Mirko Beljanski, Cie 12, 1989.

  Revue *Médecines nouvelles*, n° 15.

LE SUIVI D'UN CANCER CONFIRMÉ

- Tests de Vernes

Consulter *Initiations aux thérapeutiques naturelles*, Dr Antoine Claris, p. 279.

Biologie et cancer, Dr Yves Augusti, juin 1996, 2ter, avenue de Ségur, 75007 Paris.

Cancérométrie, biologie de l'état cancéreux, Dr Yves Augusti.

La prévention

LA PRÉVENTION PROPREMENT DITE

• L'alimentation

Sauvez votre corps, Catherine Kousmine, éditions Laffont.

Équilibre psycho-biologique et oligo-aliments, C. Pfeiffer et M. A. Gonthier, éditions Debard.

• L'eau

La Bioélectronique et les mystères de la vie, Pierre Bressy, Le Courrier du Livre.

L'Eau, sciences du vivant, nos 2 et 3, Société éditrice Arys, 8, rue Darwin, Paris 75018.

L'Eau, le miracle oublié, Jacques Collin, éditions Trédaniel, 76, rue Claude-Bernard, 75005 Paris.

« L'eau biomagnétisée (eau Violet) », *La Vie naturelle*, janvier 1991.

• L'air

De l'atome à la vie, René Jacquier, éditions Amphora, Paris.

L'aéro-ionisation négative. Ses applications thérapeutiques par G.R. Rager. La Clinique, tome LXVIII, 30 avril 1973.

Guide climatisation et santé, EDF.

• Géobiologie et facteurs physiques

Traité de géobiologie, B. Babonneau, B. Laflêche, R.R. Martin, Sciences et Traditions, éditions de l'Aire, diffusion Retz.

Votre lit est-il à la bonne place ?, Rémi Alexandre, éditions K.A. La Rochelle.

Tout ce qu'on vous cache sur le danger des hyperfréquences, Gilbert Altenbach et Boune Legrais, éditions Cosmitel, BP 8, 68130 Altkirch.

Le Péril électrique, Michael Shallis, éditions L'Âge du Verseau.

« Les risques des lignes à haute tension », Revue *Énergie-Santé*, n° 21, éditions Sully.

La prévention de gravité

Même bibliographie que dans les chapitres « Le diagnostic » et « La prévention ».

• Méthode de Gernez

« La cancérisation athéromateuse », *Tensiologie* n° 13, février-mars 1987.

Imprimé édité par le Comité préventif des maladies dégénératives.

Chapitre consacré à la méthode dans *La Révolution silencieuse de la médecine*, Joseph Lévy, éditions du Rocher.

Le secret des peuples sans cancer, Jean-Pierre Willem, éditions du Dauphin.

Le traitement d'un cancer confirmé

- Sur la *High pH Cancer Therapy*

  Consulter les articles de A. Keith Brewer : A Keith Brewer Library Admiral Ruge Archives, Richland Center WI 53581 États-Unis.
  Tel. 00 1 60 8 6 47 6513
  (Ces articles traitent particulièrement du césium et du rubidium).

- Sur la méthode du Dr Nieper

  Révélation en médecine et santé, Hans Nieper, Office international de librairie, 30, avenue Marnix, Bruxelles, Belgique.
  Concerne les produits suivants : tumostérone, DHEA, thymus squalène, taurine, benzaldéhyde et acétaldéhyde, Carnivora, gamma-globulines, bromélase, bêta-carotène, Ney tumorin, etc.

  Consulter également le recueil d'articles publié par Pluri-Services, 40, rue du Pont-Levis, B 1200 Bruxelles
  Tél. 00 32 27 31 4 6 70 ou 00 32 27 31 07 20
  Fax 00 32 27 31 27 13.

- Sur les inhibiteurs de l'angiogenèse

Sharks don't get cancer, Avery Publishing group,

Garden City Park, New York 1992, by I. William Lane and Linda Comac.

Antiangiogenesis in biologic therapy of cancer, by Judah Folkman, Lippincott Company Publisher, Philadelphie États-Unis.

Pas de cancer chez les requins, Francis R. Sidney et Najiba Boubekry, éditions Montorgueil.

• Sur l'endostatine
Consulter l'article de Thomas Boehm et coll., *Nature*, 27 novembre 1997, p. 336 et p. 404.

• Sur la squalamine (extraite de l'estomac du requin)
Consulter *Info Chimie*, 30 mai 1997.

• Sur l'alkyl glycerol (alkyrol)
Consulter le recueil d'articles publié par Nutrilys, 18, avenue M.-Anthonioz, 01220 Divonne-les-Bains.
Tél. Fax 04 50 20 40 22.

• Sur le germanium organique
Consulter *Le Germanium*, Dr Sandra Goodman, éditions Encre, 8, rue Darwin, 75018 Paris.

• Sur le rôle du BCG dans le cancer vésical, consulter *Le Quotidien du médecin*, n° 5984,

14 janvier 1997, p. 5, article du Dr Mara Nguyen.

- Sur l'action des vitamines et des antioxydants, en cancérologie
  Consulter la série de documents publiés par les laboratoires Biophytarom, Cap 18, 43, rue de l'Évangile, 75886 Paris Cedex 18.
  Tél. 01 40 38 18 88 – Fax 01 40 38 99 01
  Consulter notamment le n° 53 concernant le rôle du lycopène dans le cancer de la prostate, par Michel Odent.

- Sur le rôle de la vitamine C
  Consulter *La Vitamine C contre le cancer*, Dr Ewan Cameron et Linus Pauling, éditions l'Étincelle, Montréal, Québec, Canada, H2X, 3L1.

- Sur le lapacho
  Consulter *Herbalapacho, une autre façon de voir*, polémique sur le cancer, Bill Wead, éditons Rostrum, Vancouver, B.C. Canada.

- Sur le moducare (ou sterinol)
  Consulter *La Cure du système immunitaire* par Lorna R. Vanderhaeghe et Patrick J.D. Bouic, AdA Éditeur. www.AdA—inc.com

• Sur le rôle de la psychologie en thérapie du cancer

Consulter *Guérir envers et contre tout*, Dr Carl Simonton et coll., Collection Épi, Desclée de Brouwer éditeur.

Genèse du cancer, Dr Ryke Geerd Hamer, édité par l'ASAC, 29, bd Gambetta, 73000 Chambéry.

• Sur la méthode du Dr Breuss

Consulter le livre de l'auteur disponible à l'adresse suivante : Walter Margreiter, IM HAG 23 A-6717 Nüziders, Autriche. Tél. : 00 43 55 52 64 290 - Fax : 00 43 55 52 67 609.

• Sur le carzodélan

La thérapeutique enzymatique des tumeurs malignes, A. Gaschler. édité par Pharma Laboratorium S.M. Gashler, 8990 Lindau Bad Schachen, Allemagne.

Pour compléter son information

Alternatives in cancer therapy, Ross Pelton and Lee Overholser, Published by Simon and Shuster, New York.

L'Huile d'onagre, Judy Graham, éditions Épi, Desclée de Brouwer.

Dossier Prioré, une nouvelle affaire Pasteur, Jean-Michel Graille, éditions Denoël.

Le Tissu déchiré. Propos sur la diversité des cancers, Jean-Claude Salomon, éditions du Seuil.

Ma médecine de santé, Dr Atkins, Calmann-Lévy éditeurs.

Nouvelles approches sur le cancer, 12 auteurs, éditions Albin Michel Sully.

Le Dossier noir des médicaments de synthèse, Dr Louis de Brouwer, éditions Encre, 8, rue Darwin, 75008 Paris.

On peut vaincre le cancer, Simonne Brousse, éditions Tchou.

Aloès, la plante qui guérit, Marc Schweizer, éditions Apopthegme.

Un chapitre du livre intitulé : « Le miel et l'aloès », p. 72, rend compte de nombreuses guérisons de cancer obtenues à l'aide d'une préparation à base d'aloès et de miel par un prêtre de Bethléem, le père Romain Zago.

Essiac Nature's Cure for Cancer, un entretien du Dr Gary L. Glum avec Elisabeth Robinson.

Le document fait état de nombreuses guérisons de cancers au stade terminal obtenues à l'aide de la préparation suivante : Rumex acetosa, 25 %, Rheum palmatum 10 %, Ulmus fulva 40 % et Arctium lappa 25 %. Le fils de Ted Kennedy fut sauvé d'un sarcome de la jambe à l'aide de cette préparation.

Pour plus ample information sur l'Essiac, écrire à l'adresse suivante :

Ontario herbalists Association, M.J. Pimentel, 7 Alpine Avenue, Ontario, Canada, M6P 3R6. L'association permet d'obtenir un exemplaire de l'article paru dans le *Canadian Journal of herbalism*, vol. XII, n° III, juillet 1991.

- Vaccin de Maruyama
  Consulter *Cancer, découvertes en péril*, Simone Brousse, éditions du Dauphin, p. 341.

- Acides de Le Foll
  Consulter *Cancer, découvertes en péril*, Simone Brousse, éditions du Dauphin, p. 319.

- Test de Heitan Lagarde
  Consulter *Cancer, découvertes en péril*, Simone Brousse, éditions du Dauphin, p. 289.

- Plantes africaines du Dr Tubéry
  Consulter *Cancer, découvertes en péril*, Simone Brousse, éditions du Dauphin, p. 323.

- Méthode Solomidès
  Consulter *Cancer, découvertes en péril*, Simone Brousse, éditions du Dauphin, p. 307.

• Reversion tumorale selon Roger Boquet
Consulter *Cancer, découvertes en péril*, Simone Brousse, éditions du Dauphin, p. 329.

• Hémotest de Mattei
Contribution au diagnostic sérologique des néoplasmes évolutifs, Capet, thèse de Doctorat, Bordeaux (1951).

• Cartilage de requin
What is the evidence that tumors are angiogenesis dependent ? Journal of the National Cancer Institute 82 : 2-4 (1990) Folkman J.

Angiogenic factors, Folkman J. et Klagsburn M., Science 235 : 442-47 (1987).

Shark cartilage contains inhibitors of tumor angiogenesis, Langer R. et Lee A., Science 221 : 185-87 (1983).

• Benzaldehyde
Antitumor activity of benzaldehyde, Kochi M. et coll., Cancer Treatment reports 64 (1 d) : 21-23 (1980).

• Urée
Regression of liver cancer with urea, Danopoulos E.D. et Danopoulou I.E., Lancet 1 (7848) : 132 (1974).

- Lapacho
  Recognition and evaluation of Lapachol as an anti-tumor agent, Rao K.V. et coll., Cancer Research 28 : 1952-54 (1968).

- Germanium organique
  Antitumor mechanism of Ge-132 in experimental murine ascite tumors, Brutkiewicz R.R. et coll., British Journal of Cancer 52 : 757-63 (1985).

- Selenium
  Selenium in nutritional cancer prophylaxis, Schrauzer G.N.

  Vitamins nutrition and cancer, Prasad K.N. ed., Basel, Switzerland : Karger (1984)

- Morphocristallographie
  1. *Quelques résultats de la méthode des cristallisations de Pfeiffer dans le diagnostic du cancer et de la tuberculose*, M.B. Begouin, comptes rendus de l'Académie de Médecine, séance du 28 juin 1938.
  2. Voir également les travaux de Krebs, Wotschke Bennesich et Étienne Guillé.

Les références citées ici à titre d'exemple ne représentent qu'une faible part des travaux effectués en cancérologie non conventionnelle. Le lecteur intéressé pourra trouver une abondante bibliographie pp. 255 à 287 du livre *Alternatives in Cancer Therapy* de Ross Pelton et Lee Overholser, publié par Simon & Schuster, New York. Il pourra aussi constater le sérieux de ces articles publiés dans des revues du meilleur niveau.

ADRESSES UTILES

Laboratoires d'analyses spécialisés

• Morphocristallographie
Laboratoire de morphocristallographie de la fondation Rotschild,
25-29, rue Manin, 75940 Paris Cedex 19
Tél. 01 48 03 65 01
Association pour le développement des nouvelles méthodes d'analyse en biologie (ADENOMAB),
6, rue Blatin
63000 Clermont-Ferrand
Tél. 04 73 93 35 40

• Bioélectronique de Vincent
Société internationale de bioélectronique de Vincent
La Source, 63200 Marsat.

Centre d'études biologiques, Dr Yves Augusti
2 ter, avenue de Ségur, 75007 Paris.
Tél. 01 45 51 05 25
STEC, 10, rue Marcel-Pagnol, Mozac, 63200 Riom.

• Test, diagnostic et thérapeutique de Naessens
Centre expérimental de recherches biologiques de l'Estrie
5260 Fontaine, Rock Forest PQ JIN, IAI, Canada
Fax 001 819 564 21 95

• Test de Sklenar
S'adresser à Rosina Fashing,
Postfach 98, A 9021 Klagenfurt, Allemagne.

• Test aux algues
Consulter les biologistes Bonninghoff et Möller à l'université de Heidelberg, Allemagne.

• Test métabolique sanguin
Consulter le Dr Philippe Lagarde, auteur de *Tout savoir sur le cancer*, éditions P.M. Favre 1997.

• Hémotest de Matteï
Il s'agit d'un test de diagnostic précoce qui, d'après l'évaluation faite, semblait doté d'une bonne fiabilité. Hélas, il ne semble plus pratiqué aujour-

d'hui ou, s'il l'est, ce doit être dans la clandestinité.

• Tests de Vernes et Augusti
Centre d'études biologiques,
2 ter, avenue de Ségur, 75007 Paris.
Tél. 01 45 51 05 25
Laboratoire de biologie clinique
30, place Gambetta, 33000 Bordeaux.
Laboratoire de biologie médicale
2, rue Caudéran, 33000 Bordeaux.

• Dosage de la DHEA
Laboratoire Claude Lévy, 37, rue Boulard, 75940 Paris Cedex 19.

Associations de défense des médecines non conventionnelles

CDIC (Comité de défense et information sur le cancer)
43, boulevard Thiers, 21000 Dijon
Tél. 03 80 48 05 24 – Fax 03 80 63 96 95
Nombreux centres en France.

FAPES (Fédération des associations pour une écologie de la santé), 2, rue Chabanais, 75002 Paris.

MILCT (Mouvement international pour le libre choix thérapeutique), 81, rue Réaumur, 75002 Paris.

CODEMA (Collectif de défense des médecines alternatives)
18, rue de la Prévauté,
79300 Beaulieu-sous-Bressuire
Tél. 05 49 65 34 15

Pour s'approvisionner en thérapeutiques de cancérologie non conventionnelle

Phyto France ESD
34130 Candillargues
Tél. 04 67 29 58 84

Naturévy
Centre d'affaires, BP 397
8, rue Joseph-Cugnot
38309 Bourgoin-Jallieu Cedex
Tél. 04 74 93 28 03

Pluri Services SA
40, rue du Pont-Levis
B 1200 Bruxelles
Tél. 00 32 27 31 46 70 et 00 32 27 31 07 20
Fax 00 32 27 31 27 13

Essential sterolin products
16th Road, Randjespark, Midrand 1685
Afrique du Sud
Tél. : 11-315-1430
Fax : 11-315-1462
Délivre le madocare (ou sterinol.)

Nutrilys
18, avenue Anthonioz
01220 Divonne-les-Bains
Tél. 04 50 20 40 22
(Délivre l'Alkyrol.)

Nutergia
BP 52 12700 Capdenac
Tél. 05 65 64 71 51
(Délivre huile d'onagre de qualité supérieure : bioléine Vit. E.)

Karikas
27, rue Lalande BP 6162
69469 Lyon Cedex 06
Tél. 04 72 75 08 46
(Délivre la vitamine C orthomolécular nutrition.)

Pharmacies

Toutes les pharmacies sont habilitées à délivrer ces produits, toutefois certaines d'entre elles font preuve d'un plus grand intérêt et d'une connaissance plus étendue des thérapeutiques de terrain, dont elles assurent le suivi.

Géobiologie

La géobiologie n'est, hélas, pas reconnue en France, et il n'existe pas de formation et de contrôles officiels. Les adresses suivantes sont donc données à titre indicatif et sans garantie.

CERCA (Centre d'études et de recherches géobiologiques d'Auvergne)
119, avenue de la Libération
63000 Clermont-Ferrand.

Habitat Vigilance
17bis, rue Jean-Marie-Vianney
69130 Écully.

Centre de recherches géobiologiques
22, rue de Tocqueville, Paris
Tél. 01 45 85 11 06.

ADENOMAB
6, rue Blatin, 63000 Clermont-Ferrand.

Psychologie et cancer

Groupes animés par Anne-Marie Filliozat
35, rue de Coulmiers, 75014 Paris.

Groupes animés par Catherine Duclaut
Gex-les-Bains.

Institut de psychosomatique IPSO
1, rue de la Poterne-des-Peupliers, 75013 Paris.

La Source vive, animée par Sylvie Brechenade
BP 70 95290 L'Isle-Adam.

Harmonie et espoir, animé par le Dr Rivière
108, rue du Bac, 75007 Paris.

Ces adresses sont données à titre indicatif, elles ne sont pas limitatives. Le lecteur devra en vérifier l'exactitude car des changements d'adresse peuvent survenir entre la saisie et la publication de ce livre.

TABLE

CET OUVRAGE
A ÉTÉ ACHEVÉ D'IMPRIMER SUR ROTO-PAGE
PAR L'IMPRIMERIE FLOCH À MAYENNE
EN SEPTEMBRE 2002

Éditions du Rocher
28, rue Comte-Félix-Gastaldi
Monaco

Dépôt légal : septembre 2002.
N° d'édition : CNE section commerce et industrie
Monaco : 19023.
N° d'impression : 55117.
Imprimé en France